アンチエイジングの切り札!

毛細血管は「腸活」で強くなる

藤田紘一郎

JN133601

ワニブックス
|PLUS|新書

はじめに

若々しくありたい。美しくありたい。

それは、男女関係なく、万人の願いでしょう。もうすぐ80歳になる私だって、そう思います。

では、若々しい人と老けて見える人は何が違うのでしょうか。

答えは、腸と毛細血管です。若々しい人はこの2つの状態がとてもよいのです。

腸は、全身の細胞が使う栄養を、食べたものからつくり出す臓器です。

毛細血管は、細胞一つ一つに栄養と酸素を手渡す血管です。

腸でつくられ、毛細血管から手渡された栄養と、そして酸素を使って、人体を構成する約37兆個の細胞は、新陳代謝をくり返します。

新陳代謝とは、新しい細胞が古い細胞と入れ替わること。古い細胞が新しい細胞にとってかわることで、私たちの身体は機能しています。この新陳代謝が滞りなく、健全に行われているかどうか――。若々しさを保つには、日々、健康で状態のすばらしい細胞を生み出す能力がカギを握っていたのです。

しかも、若々しい細胞は、病気を起こしにくく、健康を増進してくれます。不調が身体に起こりにくいので、心に余裕もでき、元気はつらつと行動できます。若々しい人が何歳になっても輝いて見えるのは、細胞レベルから健康だからなのです。

しかも、見た目の若々しい人は、長生きできます。

南デンマーク大学で老化の研究をしているK・クリステンセン教授は、「見た目が老けている人は、実際の寿命も短い」という研究結果を発表しています。裏を返せば、「見た目の若い人は、寿命が長い」ということになるでしょう。

教授は、2001年に913ペア、1826人の70歳以上の双子の写真を撮り、それぞれ何歳に見えるか、41人にアンケートしました。7年後に追跡調査をした結果、双子の兄弟姉妹のうち、実年齢より老けて見えた人のほうが、早く死亡していました。

この結果を受けてクリステンセン教授は、たとえ同じ遺伝子を持つ双子でも、見た目や寿命の75パーセントは、誕生してから今日にいたる環境や生活様式によって決まると研究内容をまとめました。つまり、人の見た目と寿命は、その人の生活習慣が決めるといっているのです。

生活習慣は、腸と毛細血管の状態にも深く関与します。とくに、食習慣は重要です。食事は、腸と毛細血管の健康状態に直結する問題だからです。

今、「腸もれ」と「毛細血管もれ」を起こす人が非常に多くなっています。実年齢より若々しく見える人は、実際のところ、少数派です。45歳を過ぎると、年齢より老けて見える人がとても多くなります。現代人の食習慣が、腸もれと毛細血管もれを起こしやすい状態にあるためです。

もしもあなたが、実年齢よりも老けて見えるなら、それは腸もれと毛細血管もれのせいかもしれません。しかも、腸もれと毛細血管もれは、老化のスピードを速めるだけでなく、健康を害し、寿命を縮める病気を起こしかねないトラブルでもあるのです。

では、腸もれと毛細血管もれとは、どのようなものでしょうか。これについては、本文で詳しくお話ししましょう。

この2つのトラブルをとり除けたなら、細胞レベルから若々しさをとり戻していくことができます。それは、健康長寿を実現する道を手に入れたということにもなるのです。

目次

目次

第2章 45歳を過ぎたら「毛細血管」を若返らせなさい……41

第3章

第5章　毎日の生活習慣が「若々しさ」を決める…………161

おわりに　187

第1章　身体の「ゴミ出し」、できていますか？

「壊してつくる」こそ若返りの秘訣

「歳はとりたくない」と思っている人が大勢います。若々しくあり続けるために、日々、がんばって努力している人も大勢います。

でも、その方法の9割は間違っています。

そんなことをいったら、驚くでしょうか。残念ながら、これは真実です。ちまたにあふれる老化予防（アンチエイジング）や美容の情報は、うわべだけをとりつくろっているものばかりです。

多くの人は、加齢が老化をつれてくると思っています。「歳をとるから老化する」。まずここから間違いです。老化は単なる加齢現象ではないのです。身体が正常を保とうとするメカニズムに狂いが生じるところから、老化は起こってきます。

加齢を止めることは、誰にもできません。でも、身体のメカニズムを正しく保とうとすることで、老化のスピードを遅くし、若々しくあることはできます。そのためには、まず老化のしくみを知ることです。

老化のしくみの解明は、古来より人類の願いでした。今や、予防医学やアンチエイジングは、医学会におけるもっとも重大なテーマの一つです。

そうしたなか、重大なことがわかってきました。

「私たちの身体は毎日、『生産』と『破壊』をくり返している」というのです。

ビジネス用語に「スクラップ・アンド・ビルド（Scrap and build）」というものがあります。老朽化して非効率な設備やシステムを廃棄あるいは廃止し、新しいものに置き換えることで効率化を図るという意味です。

このスクラップ・アンド・ビルドを、私たち生物の身体も日々くり返しています。そしてこれこそが、老化を防ぎ、若々しくあるための秘訣だったのです。

「最近、老けたなあ」と感じるとき、あなたの体内では、スクラップ・アンド・ビルドのメカニズムに狂いが生じてきているのです。

細胞レベルから美しくなるには「破壊」が必要

「破壊」と聞くと、なんだか怖い感じがします。バリバリとものが崩れていく、そんなイメージでしょうか。そうした破壊作業が、日々、私たちの身体のなかでも細胞レベルから起こってきています。

でも、これは恐れることではありません。**この破壊作業があってこそ、私たちは細胞レベルから美しくなっていけるのです。**老化を防ぐ第一歩といえるでしょう。

わかりやすいところでお話しすれば、血液の主要成分である赤血球も、細胞の一種です。この細胞は、ご存じのとおり、全身へ酸素を運ぶ役割を担っています。

実は、赤血球は1秒間になんと約300万個も破壊されている、と推計されます。酸素を全身に届けるには、古い細胞では効率が悪く、力不足だからです。

毎日の生活のなかで、私たちは古くなって使えなくなったものは「ゴミ」と判断し、捨てています。同じように、人体のなかでも「ゴミ」と判断された細胞は、次々に廃棄されているのです。

ただし、破壊作業が進められている裏側では、新しい赤血球を生み出す、という作業も同時に行われています。このとき、すばらしいことが起こります。破壊された細胞のなかで、まだ使える材料は新たな細胞の誕生に役立てられます。古い細胞はただ壊されるだけでなく、次に生まれてくる新鮮でフレッシュな細胞の材料になるのです。こうした見事なリサイクルシステムが、私たちの身体には備わっています。

破壊があるからこそ、美しい細胞が新たに誕生できる。すばらしいスクラップ・アンド・ビルドのシステムです。

これまで若返りというと「生産」ばかり注目されてきました。老化を予防する物質をいかに体内でつくり出すか、それを効率よく摂取するにはどうするとよいか、が頻繁に語られてきました。しかし、生産には破壊が不可欠で、破壊されたものがリサイクルに回されるという前提があってこそ、若々しくて働きのよい細胞を生み出せるのです。

たんぱく質を不足させてはいけない

私の研究室には、いつもいろんな人がやってきます。だいたいが仕事の話なのですが、いつしかお悩み相談会に発展していくことがあります。

編集者のA子さんが「シミやシワが目立ってきて……。50歳を過ぎたらしかたがないのでしょうね」と、悲しげに笑うと、B夫さんも「髪の毛がどんどん薄くなっていく。先生、どうにかできないものだろうか」と、自分の頭をなでまわします。

A子さんもB夫さんもスクラップ・アンド・ビルドがうまくいっていないのです。

「老けたくない」。そう思うのならば、まずはたんぱく質に注目することです。

たんぱく質は、人体の主要な構成成分であり、三大栄養素の一つです。

三大栄養素には炭水化物（糖質）と脂肪もありますが、飽食の現代、こちらは肥満や生活習慣病の原因になるとして、過剰摂取をいかに減らすかが重視されています。

でも、たんぱく質は違います。たんぱく質の不足は、そのまま老化を進め、命を縮めることにもつながっていきます。たんぱく質とは、生命の営みと人体の形成に、直接かかわる物質だからです。実際に、75歳以上の人がたんぱく質不足に陥ると、その半数が1年後に亡くなっているというデータも報告されています。

たんぱく質は、赤血球や遺伝子、病気に対抗する免疫細胞、ホルモンなどの原料となります。内臓や筋肉、骨のほか、皮膚や髪の毛、爪などをつくる成分でもあります。わずかでも不足すれば、美容を守れませんし、ひどくなれば寿命を縮めてしまうのです。

たんぱく質を不足させないためには、食事からしっかり摂取することです。通常、人はたんぱく質を食事から60～80グラムとり込んでいます。

でも、それ以上に重要なのは破壊とリサイクルです。成人男性の場合、身体は1日に200グラムものたんぱく質を壊しています。そして、このうちの70～80パーセントを使って再びたんぱく質を合成するのです。身体は自ら欲するたんぱく質のために、自身の一部を壊してはつくることをくり返し、見事途切れることなく供給し続けるのです。

ノーベル賞「オートファジー」で古い細胞を壊す

２０１６年に、大隅良典教授（現・東京工業大学栄誉教授、当時、基礎生物学研究所教授）が、ノーベル生理学・医学賞を受賞されたことを覚えているでしょうか。日本中が歓喜した快挙のテーマは、「オートファジー」でした。大隅教授は、世界で初めてオートファジーの分子レベルでのメカニズムの解明に成功したことで、ノーベル賞を受賞されたのです。

このオートファジーこそが、人体における「生産と破壊」の根源です。オートファジーとは、ギリシャ語の「自分（auto）」と「食べる（phagy）」を組みあわせた言葉です。直訳すれば「自分を食べる」という意味。「自食作用」とも訳されます。

私たちの身体は約37兆個の細胞からつくられています。それらの細胞が古くなった自らを壊すとき、「自分を食べる（オートファジー）」という方法を使うのです。

このオートファジーこそ、老化予防と若返りにおいて不可欠なシステムです。老化し衰えた細胞が自食してくれるから、新たな細胞が生まれてこられます。

つまり、オートファジーとは、体内でくり広げられる見事なリサイクルシステムの一環なのです。

細胞のリサイクルのスピードは、細胞の種類によって異なります。

たとえば、腸壁をつくる粘膜の上皮細胞は、わずか約3～5日で新しい細胞が古いものと入れ替わります。一方、外見の若返りに重要な皮膚の表皮細胞は、およそ1カ月と長くなります。赤血球は表皮細胞よりさらに長く、約１２０日間です。これに対し、同じ血液成分の一種である血小板は、約２週間で自食されます。

細胞の誕生から寿命までの期間はどのように決まるのでしょうか。それは細胞の働き方に関係します。働き方が大きく、労働力の重いものほど寿命は短くなります。人のなかでもっとも寿命の短い細胞は、腸の上皮細胞です。寿命のつきた細胞は、細胞内にあるミトコンドリアや小胞体なども含めて次々に自食され、入れ替わっていくのです。

古いたんぱく質を体内にためこんではいけない

前述のA子さんはきれい好きな性格です。毎日掃除をしないとゴミがたまって気持ちよく暮らせないといいます。でも部屋の掃除は上手でも、体内の掃除はあまり上手ではないようです。掃除をしなければゴミがたまるのは身体も同じです。

私たちの細胞では、オートファジーがたえずくり返されています。寿命が近づいて働きの悪くなった細胞は自食されます。そして、その破壊された成分をリサイクルして、新たな細胞が生み出されます。

細胞の主な成分はたんぱく質です。人の身体には、2万種類以上のたんぱく質がありますが、それらのたんぱく質は、分解するとわずか20種類のアミノ酸になります。20種類のアミノ酸から、2万種類以上のたんぱく質がつくり出されるのです。

自食された細胞もアミノ酸に分解され、生産のためのリサイクルに回されます。ただ、状態が悪くて、リサイクルできないものもあります。ゴミと化してしまうたんぱく質があるのです。このように、再生と破壊の過程では、必ず「ゴミたんぱく」が出てきます。

実は、オートファジーとは、身体に古いものをため込まないためのシステム、ともいい換えられます。**細胞はオートファジーによって自分のなかのゴミを出し、古いたんぱく質を処分しているのです。これが「ゴミ出し」です。**

ゴミはしっかりと外に捨てなければいけません。部屋の中にゴミを置いたままでは、快適な空間が狭まり、やがて悪臭が立ち込めるのと同じように、人の身体も掃除をしなければ大変なことになります。細胞がオートファジーによってゴミたんぱくを出したならば、それをきれいにかき集めて身体の外に捨てることです。そこまでできてこそ、体内はクリーンで良好な環境に保てます。まさに、老化も病気も起こりにくい状態です。

忘れてはいけないのは、たんぱく質は生ものだということです。真夏の室内に生ゴミを放置すれば短時間で悪臭を放ち始めるでしょう。36〜37度の体内に長時間放置されれば、ゴミたんぱくも腐敗がどんどん進んでしまうのです。

「腸もれ」「毛細血管もれ」を起こしてはいけない

細胞のゴミ出しがオートファジーとすると、体内のゴミ出しは排泄です。私たちは日々、排便や排尿、発汗によって体内の不要物を表に出しています。

ただ、毎日排便し、尿をいっぱい出しているからといって、ゴミ出しがきちんとできているとは限りません。では、体内のゴミ出しがうまくいっているのか、どうすれば確認できるでしょうか。

「皮膚は内臓を映す鏡」とよくいいます。身体のなかの状態は、皮膚や髪などに如実に表れます。内臓の状態は目で観察できませんが、皮膚や髪は日々観察できます。体内のゴミ出しがうまくいっていないと、それは皮膚や髪の老化として表れます（髪ももともとは皮膚の一部です）。

なぜ、体内のゴミ出しがうまくいかなくなるのでしょうか。

それには、**２つの「もれ」が関与しています。**

1つは「腸もれ」です。現代人の９割は腸もれを起こしていると、私は推測しています。腸もれとは、腸壁の粘膜に目に見えないほどの小さな穴があき、腸内細菌や未消化の栄養素、毒素、腐敗物やガスなどを身体のなかにもれ出させてしまう状態です。

本来は腸内にあるはずのそれらが、腸からもれ出して血液中に入り込んでしまうと、体内のあちこちでジワジワと炎症を起こし、不調の原因となります。しかも、そのなかには、本来大便の一部になって外に排泄されるはずの腐敗物も含まれます。外に出されるべきゴミが、血管を通じて体内をめぐることになるのです。

もう1つは「毛細血管もれ」です。血液には、酸素と栄養素を運ぶ一方で、身体にたまったゴミを回収する働きがあります。その際に非常に重要なのが、身体中の細部にまではりめぐらされた毛細血管です。毛細血管には、オートファジーによって細胞が出したゴミを回収する働きがあります。ところが、毛細血管を築く細胞の密着がゆるんでしまうことがあり、こうなるとゴミの回収がうまくいかず、体内に蓄積してしまうのです。

ゴミがたまれば、体内でも「火事」が起こる

テレビの情報番組で、よくゴミ屋敷の問題が報道されます。ゴミが家のなかにたまり、正常な生活を送れなくなっている住人の姿を画面で見たことがある人も多いでしょう。片づけようという意欲はまるで失われ、山のように積もったゴミや物のなかで寝食することに、もはや違和感を忘れてしまったようです。

そんな映像を見ていると、人の営みと体内の営みとはよく似ているなあとつくづく思います。掃除や整理整頓が習慣になっていれば、ゴミ出しはとても簡単で、家を美しく保つことに大変さはありません。しかし、ひとたび面倒くささを感じると、家のなかはとたんに乱れ、不要なものやゴミがどんどんたまってどこから手をつけていいのかもわからなくなり、そのうちにゴミだらけの状態が日常になってしまうのです。

人の体内も同じです。腸もれや毛細血管もれが生じ、ゴミの回収や排泄がうまくできなくなれば、不要物は細部に積もっていきます。問題なのは、身体のなかで生じるゴミの多くは不要になったたんぱく質で、生ゴミであることです。体温で温められた生ゴミは、腐敗して毒素を発生させます。それが、老化や不調、病気の原因になるのです。

しかも、ゴミ屋敷からは火事が発生しやすくなります。ゴミがそこかしこに山積みになっていれば、ほんのわずかな火の気でも燃え広がるのは簡単です。

人の体内でも、「火事」が起こります。人の体内で生じる火事とは、炎症です。

炎症を起こすのは、免疫システムです。私たちの身体には、病気を防ぎ治すシステムとして免疫という働きが備わっています。免疫システムは、体内に病原体などの異物を見つけると、ただちに攻撃してこれを排除していきます。攻撃が起こった場所では、炎症が生じます。

体内の不要なたんぱく質や毒素、腐敗物などは、免疫システムにとって異物です。これを排除しようと、免疫は攻撃をしかけます。しかし、たまったゴミは簡単に排除できません。これがジワジワと炎症を広げ、体調不良や老化現象を起こしていくのです。

肌荒れ、薄毛も炎症が原因

炎症とは、病気を治すために不可欠な免疫反応です。

炎症がなければ、人は病気やケガが生じていることに気づけず、治すこともできません。たとえば、風邪をひくと発熱し、のどが痛み、鼻水が止まらなくなるのは、粘膜細胞に寄生して増殖する病原体に免疫細胞が攻撃を激しく加え、炎症が起こっているためです。本人にはつらい症状ですが、炎症なくして外敵の排除はありません。

口内炎、鼻炎、皮膚炎、扁桃腺炎、気管支炎、膀胱炎など「炎」がつくのも、炎症が起こす症状です。すべて免疫細胞が病原体と闘い、治そうとする反応なのです。

ただ、炎症がいくら必要とはいえ、長引けばそのぶん身体に与える影響も大きく、つらい症状が起こることになります。

一方、腸もれや毛細血管もれによって身体のゴミが起こす炎症は、風邪が起こすような「発熱する」「赤くなる」「腫れて痛む」といった、すぐにわかる激しい炎症とは異なり、ゆるやかなものが多くなります。しかし、ゴミがある限りジワジワと燃え続けます。それが細胞を傷つけ、さらなるゴミを増やし、老化をうながすことになるのです。

たとえば皮膚で炎症が生じれば、肌荒れが起こります。ジワジワとゆるやかに長引く慢性炎症は、シミやシワを濃くします。皮膚細胞にたまったゴミはたるみやくすみを生じさせます。これが頭皮で生じれば、抜け毛や薄毛を起こします。

炎症は皮膚だけで生じるのではありません。皮膚で炎症やゴミの蓄積が起こっているならば、身体の内部でも起こっていると考えるのが自然です。

今、世界では百寿者が増えています。「一世紀を生き抜いた人」との敬意を込めて「センテナリアン」とも呼ばれます。日本にも、7万人近いセンテナリアンがいらっしゃいます。**百寿者の方々は、慢性炎症の度合いが極めて低いことが報告されています。**

これはすなわち、体内での2つの「もれ」を起こしていないことを表します。

健康長寿の秘訣の一つが、「慢性炎症を起こさない」ことにあるのは明らかです。

遺伝よりも慢性炎症が長寿をはばむ

若々しいまま長生きするには、慢性炎症を抑えることが必要です。

身体のなかで慢性炎症が発生しているか否かを調べるには、「CRP（C反応性たんぱく）」の値を見ることです。CRPとは、身体の炎症や組織の破壊が起こったときに血液中に増える物質です。肺炎球菌に感染した患者から初めて見つかった物質であるため、「肺炎球菌が持っているC多糖体に反応して結合するたんぱく質」という長々とした名前がつき、その英語の略がCRPです。これは血液検査によって調べることができます。

日本人間ドック学会によれば、CRPの基準範囲は0・30mg／dL以下となっています。要注意は0・31～0・99mg／dL、慢性炎症があると1・00mg／dL以上になります。

80歳以上の高齢者100人のCRPを無作為に調べると、0・31～1・00mg／dLに分布する人数が最多だったといいます。一方、100人のセンテナリアンを調べたところ、ほとんどの人が0・30㎎／dL以下で、慢性炎症を起こしていないのです。

かつて、健康長寿者は、病気になるような遺伝素因を持たない恵まれた身体をしているのだろうと考えられていました。多くの中高年者は、がんや心疾患、糖尿病の合併症など、末期の生活習慣病で命を落としています。一方の百寿者は、がんが9・9％、心疾患が28・8％と罹患《りかん》率が低いのです。このためセンテナリアンは、現代人の主要死因となるがん、心疾患、糖尿病を起こしやすいリスク遺伝子多型の数が少ないだろうと考えられていたのです。

ところが、この考えは間違っていました。超高齢者群と中年群のすべての遺伝子領域にわたる全ゲノム関連解析を行った調査によって、両群にはまったく差がないことが明らかにされたのです。つまり、**センテナリアンも一般の中年者と同じような遺伝素因を持っているのです。**とくに糖尿病は遺伝素因の影響が強い病気とされていますが、男性で4・6％、女性で6・0％と非常に少ないことがわかっています。では、何が違うのでしょうか。答えは、慢性炎症といえるでしょう。

100歳まで生き抜ける資質とは「見た目の若さ」

私は今、週の半分を講演活動に飛び回っています。人生をかけて行ってきた研究を、多くの方々の健康と幸せな人生に少しでも活用していただきたいとの願いがあります。そんな私の話を聞きに、センテナリアンの方が来てくれることもあります。みなさん、肌がツヤツヤして笑顔が美しく、実年齢より若々しく見えます。

日本のセンテナリアンが、生活習慣病を発症した時期を調査した統計があります。この調査によれば、センテナリアンの約半数が80歳以降に発症しているとわかりました。つまり健康長寿に大事なのは、病気になりやすい遺伝子の有無よりも、「いかに発症を遅くするか」です。たとえがんや糖尿病になりやすい遺伝子を持っていたとしても、これを抑え込んで発症する時期を遅らせられれば、そのぶん寿命ものびるのです。

そのためにもっとも必要なのは、慢性炎症を起こす体内の２つの「もれ」を改善することです。腸もれと毛細血管もれが老化を促進させるゴミを、体内にため込ませます。そのゴミはさまざまな箇所で炎症を起こし、外見の老化も進めます。シワやハゲもこの一環です。

反対に、**シワが少なく、髪の毛がフサフサしているということは、体内のゴミ出しがうまくいっていて、炎症が極めて少ないということでしょう。**１００歳まで元気に生き抜ける資質の持ち主であるといえると思います。

こうした人は、生活習慣病の発症を抑え込むこともできます。生活習慣病とは、「炎症から始まり、炎症が悪化させる病気」ともいえるからです。

たとえばがんは、日々発生する小さながん細胞から始まり、それが長い時間をかけて成長することで発症します。がん細胞は正常細胞の突然変異により発生しますが、これを起こす原因として、炎症があげられるのです。糖尿病も血管の炎症が悪化を招きます。心筋梗塞や脳梗塞のおおもとになる動脈硬化や高血圧も、動脈が炎症を起こして硬くなることで生じる病気なのです。

2つの「もれ」を止めれば、元気な髪が生えてくる

毛髪クリニック「リーブ21」の調査によると、日本人の15歳以上の約3人に1人が、「抜け毛」「薄毛」「脱毛」が進んでいると答えたといいます。これは女性も含む数字です。今や、薄毛は男性だけの悩みではなくなっています。

「親父がハゲていた。オレもハゲてしまうかもしれない」

そんな心配を抱えて、不安になっている人は多いと思います。たしかに、薄毛は遺伝的な要素を持ちます。遺伝との関係が深いと考えられているのは、男性型脱毛症（AGA）。頭頂部や額の生え際から薄毛が広がっていくタイプです。

このAGAは、母方の遺伝が大きいことがわかってきています。ですから、「親父がハゲているから、オレもハゲた」というのは間違いで、薄毛になりやすい遺伝かどうか

は、母方の祖父を見ることです。では、母方の祖父が薄毛の人は、みな薄毛なのでしょうか。そんなことはありません。母親の祖父がフサフサでもハゲてしまう人がいれば、反対の人もいます。遺伝とはあくまでも「可能性」の話なのです。

物事を正しく見極めようとするとき、やってはいけないのは、不確かな話に振り回されることです。では、薄毛について考えた際、確かな情報とは何でしょうか。

髪の毛は、頭皮の外に出ている「毛幹」と、頭皮に埋まっている「毛根」にわけられます。健康で若々しい毛幹を育てるには、髪の毛を生み出す毛根が重要です。毛根に栄養を与えるのは、頭皮にはりめぐらされた毛細血管です。毛細血管が、毛幹の成長に必要な栄養と酸素を毛根に与え続けていれば、髪は元気に生えてきます。

ところが、「毛細血管もれ」が生じていると、ゴミたんぱくが頭皮にたまって炎症が生じ、毛根は十分な栄養や酸素を得られなくなります。「腸もれ」も、腐敗物や毒素などのゴミを血液に流してしまう原因です。この2つのもれが、髪の毛の健康な育成をはばむのは、確かなことです。反対に**2つのもれを改善してゴミを除き、十分な栄養と酸素を頭皮に届けられれば、健康な髪の毛が生えてきて、抜け毛の心配は減るでしょう。**

高級化粧品より肌を美しくする方法とは

女性は月にだいたい1～2万円ものお金を美容にかけるといいます。最近は、見た目の美しさを大事にする男性も多くなり、化粧水や保湿剤を使う男性も増えてきました。

ただ、高級な化粧品を使うより、美しさと若々しさを手に入れる確実な方法があります。腸もれと毛細血管もれを改善するような生活を送ることです。

身体のなかで2つのもれが生じていれば、どんなに質の高い化粧水や保湿剤を肌に塗っても、肌質がよくなることは望めません。炎症が身体のなかから肌質を悪化させる力のほうが、皮膚に塗る高級化粧品の効果よりもずっと強いからです。

そもそも、皮膚とは排泄器官であって、外からの栄養を吸収する臓器ではありません。

汗や皮脂などとともに、毒素や古い角質を外に出すのが、本来の働きです。「表に出そう」とする力のほうが、「なかに浸透させよう」とする力よりずっと強いのです。

　ではなぜ、化粧水や保湿剤を使うと肌質が整うように感じるのでしょうか。それは、肌表面が水分と油分によって潤いを与えられたためで、一時的な効果にすぎません。

　皮膚が栄養を得るのは、表皮の奥の「真皮」を縦横に走る毛細血管からです。毛細血管は、表皮や真皮の細胞に栄養や酸素や水分を送り、老廃物を回収します。この機能が働いてこそ、健康で丈夫な細胞が次々に生み出され、皮膚の美しさが保たれるのです。

　反対に、毛細血管もれが生じていれば、大事な栄養や酸素や水分をしっかり届けられないばかりか、老廃物を皮膚からとり除くことができません。皮膚のゴミがたまってしまうのです。こうなると、細胞の生まれ変わりも満足にできず、古い角質を表皮にとどめてしまいます。結果、ゴワゴワと硬く、潤いもなく、色のくすんだ老けた肌質となるのです。

　女性が求めるのは、プルプルと潤いのある、なめらかな肌でしょう。男性も、肌質がきれいに整っていると若々しく見え、好印象なのは確かです。そのためには、まず２つの「もれ」を正すこと。美しくなること、若々しくなることには、これこそが大事です。

第2章

45歳を過ぎたら「毛細血管」を若返らせなさい

血液は誠実な運び屋。裏切ってはいけない

私は腸の研究を数十年にわたり行ってきました。腸は全身の要となる臓器で、血液とのかかわりは非常に密接です。腸には「浄血」という働きがあります。健康な腸を築くことは、健康な血液をつくることに直接つながっていきます。

若返りにおいて、血液の状態は、とくに重要です。

血液の主な役割は、「酸素と栄養の運搬」です。また、「ホルモンの運搬」「免疫機能」「体温の調整」「体液の浸透圧の維持」「pH《ペーハー》の維持」など、生命の維持と健康増進にかかわる重要な活動も行っています。

さらに、「代謝物の運搬」という働きもあります。代謝とは簡単にいえば、細胞や体内で起こる化学変化のこと。身体はたえず、生命維持と健康増進に必要な物質をつくっ

ています。それらの代謝物が体内を十分にめぐってこそ、人の若さは守られるのです。

そうした血液の成分の材料になるのが、今日、私たちが食べたものです。

口からとり入れたものは、腸で最小の成分に分解されてから、小腸の壁を覆う上皮細胞から吸収され、血液に流されます。その栄養成分が血液に混ざり、肝臓を経て、全身に運ばれていきます。また、血液の材料になる成分も腸から吸収されます。

つまり、血液の質は、あなたが食べたものと腸の状態で決定するのです。

血液には、成分を選択する能力がありません。送られてきたものをひたむきに運び続ける運び屋で、その働きぶりは誠実です。私が妻に捧げる献身より、よほど誠実でしょう。その献身を裏切ってはいけません！　血液に対する裏切り行為とは、「腸によくないものを食べること」です。腸によくないものを食べると、腸内で体細胞を傷つけるような有害物質が発生します。それが腸から吸収されると、血液は不本意ながらも受け入れなければならないのです。

そんな状態が慢性的に続いたら、どうでしょうか。腸から吸収された有害物質は肝臓で処理されます。ですが、処理しきれなかったぶんは、全身をめぐることになるのです。

身体の毒は腸でとり除く

腸には、「解毒」という働きもあります。

解毒とは、体内にある有害物質を無毒化して、身体の外に排出することです。

私たちは日々、口からものを食べます。そこには病気を起こす病原体や農薬などの有害物質が混入していることがあります。お酒などのアルコール、保存料などの食品添加物はもちろん、薬も化学物質である以上、有害な一面も持っています。

また、オートファジーによって出た老廃物も、身体には有害物質です。

こうした有害物質を分解・処理し、無害なものに変えてから体外に排出するのが、肝臓です。有害物質をそのまま血液中にたれ流しては、健康を守れません。多くの病気と老化は、有害物質が細胞や組織を劣化させることで、引き起こされます。そのため、解毒を担う肝臓の働きは重要で、休むことなく働き続けています。

この肝臓を力強く支えているのが腸です。口からとり込まれた有害物質は小腸から体内に侵入しようとしますが、それを防ぐために、腸の上皮細胞には有害物質を検知するセンサー（受容体）がついています。そのセンサーが有害物質を検知すると、解毒のための酵素が導かれて無毒化し、専用の排出口から小腸へと戻されます。そして、大腸へと流されていき、大便となって排泄されるのです。

大便には、体内で発生した有害物質も含まれます。たとえば、痛風の原因物質となる尿酸は、腎臓で処理されて尿から排泄されますが、最近の研究では、大腸からも排出されることがわかっています。同じように、各細胞がオートファジーによって生み出したゴミも、大便の一部となって外に出されるのです。

腸のこうした解毒作用がきちんと働かないと肝臓に障害が起こります。腸からたれ流された有害物質が大量に肝臓へと送り込まれるため、肝臓は疲弊し、機能が低下しやすくなるのです。肝臓は「沈黙の臓器」と呼ばれます。障害がある程度進行するまで自覚症状が現れないため、気づいたときには手遅れになることも多いのです。

若返りたいならば、毛細血管に目を向けなさい

「若返りたい、老化したくないと思うなら、腸をきれいにしなさい」

私は、講演会でそう話します。腸がきれいになれば血液が浄化され、栄養と酸素が十分に身体各所に運ばれます。第1章でお話しした細胞のスクラップ・アンド・ビルドには、健康な血液が欠かせません。

ただ、全身の若々しさには腸の健康だけでは不十分です。これと同じくらい重要なのが、毛細血管の健康です。「動脈や静脈のサポート的な血管だろう」と軽く考えているのなら、大間違いです。

毛細血管は、すべての血管の約99パーセントを占めています。主要血管の動脈と静脈は、わずか1パーセント。全血管をつなぎあわせれば、大人で約10万キロメートルにも

なるとされます。単純に計算して、地球を２周半するほどの長さです。そのほとんどが、毛細血管なのです。

毛細血管は、その名のとおり、髪の毛ほど細い血管のことです。実際の太さは、髪の毛の10分の１ほど。赤血球が１つだけ通れるほどの細さです。それほど細い血管が、身体のすみずみまではりめぐらされ、細胞の活動を支えています。

毛細血管のもっとも大事な働きは、物質の交換です。細胞の一つ一つに栄養と酸素と水分を与え、オートファジーによって出たゴミなどの老廃物や二酸化炭素、よぶんな水分を回収していきます。

では、この物質交換を毛細血管はどのように行っているのでしょうか。

毛細血管には小さなすき間があります。そのすき間から血液が少しずつもれ出ることによって、細胞の一つ一つに栄養素や酸素を届けています。その一方で、細胞が出したゴミを回収しているのです。

この物質交換の現場で、問題が生じると大変です。ゴミがたまってしまう上に、必要な栄養素が届かなくなり、細胞の生まれ変わりが阻害されてしまうのです。

毛細血管を「ゴースト化」させていませんか？

私たちの身体は、約37兆個の細胞から構成されています。その一つ一つを支えているのが、毛細血管です。「人は血管から老化する」といいますが、毛細血管は、まさに命と若さを守る最前線といえるでしょう。

ただ、毛細血管は非常に繊細なつくりをしています。わずかな刺激で傷つき、壊れてしまうのです。すると、血液が流れなくなります。その毛細血管は、放置するといずれ消えてしまいます。こうした毛細血管を最近では**「ゴースト血管」**と呼びます。幽霊のように消えてしまう、という意味です。

毛細血管の状態は「毛細血管スコープ」という特殊なカメラで観察できます。レンズの下に指を入れて光をあてると、毛細血管の画像がモニターに映し出されるつくりです。

このカメラで見ると、健康な状態ならば、毛細血管がピンとまっすぐに見えて、色もはっきりと映し出されます。ところが、状態が悪化していると、グニャグニャと曲がっていたり、血管壁が部分的に厚くなっていたりする様子が見えます。さらに血流が悪くなると、血管が消失し、ゴースト化してしまうのです。

毛細血管がゴースト化すると、その先にある細胞は、酸素や栄養の供給が断たれることになります。美しい花も水を与えなければ、茶色に枯れて朽ちていくのと同じように、細胞も老化し、やがて死んでいくことになります。

このことが、健康や美容に重大な影響を与えるのです。

毛細血管のゴースト化は、だんだんと進んでいきます。新築の家も、なんの手入れもしなければどんどん古び、やがてお化け屋敷のようになります。同じく毛細血管も、ここに意識を向けた生活を送っていなければ、年齢とともに劣化してしまうのです。30代に比べると70代では、およそ30パーセントも減少すると報告されています。

毛細血管の状態は、自分でもある程度チェックできます。その方法を48ページに紹介しました。確認してみてください。

毛細血管ゴースト化のサインは全身に表れる！

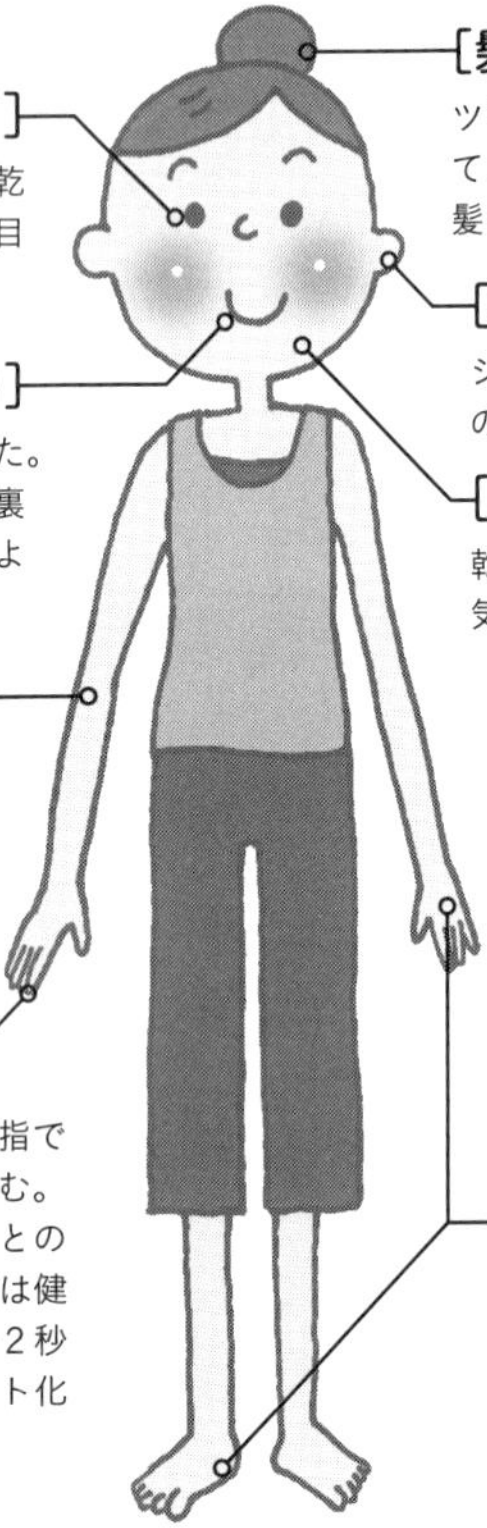

［髪］
ツヤがなく、パサついている。抜け毛が多い。髪が薄い。フケが多い。

［目］
充血しやすい。目が乾きやすい。かすむ。目の下にクマがある。

［耳］
シワがある（動脈硬化のサインとも）。

［口］
唾液が出にくくなった。舌が白っぽい。舌の裏が紫色から暗褐色のようになっている。

［肌］
乾燥、くすみ、シワが気になる。血色が悪い。

［血管］
手や足の甲、腕の血管が前より浮き上がってきた。アザができやすい。アザができると治りにくい。

［爪］
手の爪を、反対の手指で上下に強く５秒つまむ。手を放してすぐにもとの色に戻れば毛細血管は健康。もとに戻るまで２秒以上かかればゴースト化している可能性が。

［手足］
冷たくなりやすい。むくみやすい。しびれやこわばりが起こる。

［睡眠］
日中に眠くなる。朝すっきり目覚められない。夜中に目が覚める。

［体調］
疲れやすい。だるさがある。風邪をひきやすい。おなかを壊しやすい。

［心］
イライラしやすい。落ち込みやすい。やる気が出ない。物忘れが多い。

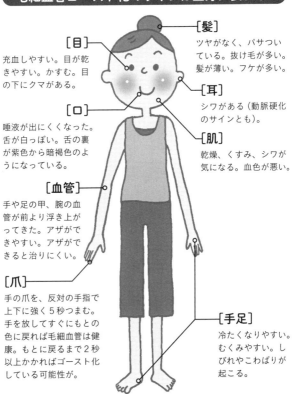

毛細血管はこうしてゴースト化する

毛細血管は劣化しやすく、ゴースト化しやすい血管です。

ただ、ゴースト化が疑われたとしても、心配しないでください。自分しだいで、毛細血管は何歳になっても増やしていけるのです。

一般に、毛細血管は45歳ごろから衰え、ゴースト化が始まると考えられています。

ただし、若い世代はまったく無関係かといえば、そんなこともありません。生活の状態が悪ければ、20代や30代でも毛細血管のゴースト化は生じるからです。

失われた毛細血管をとり戻すには、新たな毛細血管を増やすことです。

その方法を理解するには、まずは毛細血管の構造を簡単に知っておく必要があります。

人体の主要血管である動脈や静脈は、「外膜」「中膜」「内膜」の3層からなる頑丈なつくりをしています。

これに対して毛細血管は、「基底膜」という薄い膜に覆われていて、そこに「内皮細胞」という細胞がびっしりと並ぶ二重構造です。

通常、血液はこの内皮細胞のわずかなすき間から少しずつしみ出ていき、栄養素や酸素を周辺の細胞に届けています。反対に、オートファジーによって生じた老廃物や二酸化炭素は、このすき間から血液に侵入し、静脈へと届けられるのです。

重要なのは、毛細血管の血管壁をつくる内皮細胞がぴったりとすき間なくくっついていることです。その状態であってこそ、十分な量の血液がしみ出ていき、細胞は適正に栄養と酸素を得ることができ、不要物を回収できます。この大事な物質交換を毛細血管がしっかり行えるのは、内皮細胞がきちんと密着して並んでいるからです。

では、内皮細胞の連結がゆるみ、すき間が大きくなるとどうでしょうか。

よぶんな血液がジワジワともれ出し、細胞の周辺が水びたしの状態になってしまいます。この状態を「毛細血管もれ」と、私は呼んでいるのです。毛細血管もれが生じると、その先の血管に血液が流れなくなり、ゴースト化が進むことになります。

毛細血管の構造

●毛細血管は、一層の「内皮細胞」とそれをとり囲む「基底膜」でできている。
●基底膜の外側には、多数の足状の突起で血管を包む「周皮細胞」が巻きついている。
●毛細血管は、内皮細胞間のわずかなすき間から血液を少しずつしみ出させることで、細胞に栄養や酸素を与えている。
●内皮細胞と周皮細胞の接着がゆるむと、毛細血管もれが起こってくる。

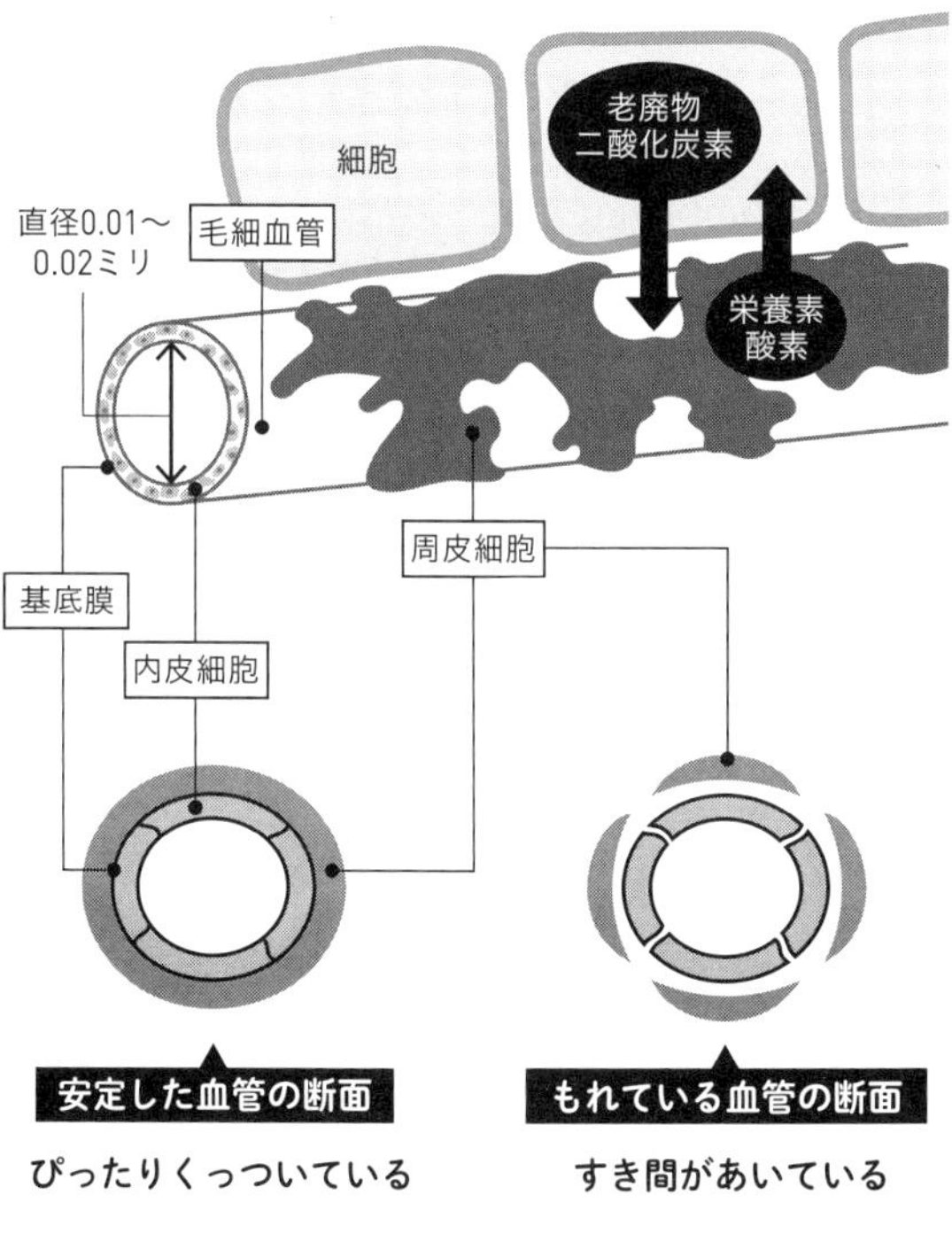

日中の眠気が強い人は、毛細血管もれの疑いが

毛細血管はとても繊細な構造だけに、弱さを補うつくりも備わっています。その一つが「周皮細胞」です。

周皮細胞とは、多数の足のような突起を持っていて、毛細血管の外側にからみついている細胞です。血管に傷がついた際に、コラーゲンというたんぱく質を使って治す働きを持ちます。また、内皮細胞どうしや内皮細胞と周皮細胞の間にすき間ができた際には、血管を締めて血液の無用なもれを防ぐよう働きます。

一方、毛細血管の内側にも、修復を行う細胞たちがいます。いくつかの種類がありますが、それらは総称して「アクセサリー細胞」と呼ばれます。毛細血管を内側から治す細胞たちです。さらに、内皮細胞が傷つくと、その傷を修復するために、細胞分裂を活

発に行わせようとする血管内皮成長因子が分泌されます。

このように、本来、毛細血管にはその脆弱《ぜいじゃく》性をカバーできるようなしくみが備わっています。ところが、このシステムがうまく働かず、毛細血管のすき間が広がってしまうことがあります。こうなると、血液がよぶんにもれ出して、その先の血管に流れる血液量が減ったり、途絶えたりします。栄養素と酸素が必要な場所に届かなくなるのです。反対に、二酸化炭素や老廃物などの回収も、滞ります。

また、毛細血管の壁を通れないような大きな物質や水分は、毛細リンパ管からとり込まれ、回収されますが、**毛細血管にダメージがあると、リンパ管の働きも悪くなります。よぶんな水分を回収できず、細胞は水びたしの状態になります。これがむくみや冷えの原因になります。**

睡眠はとっているのに、日中に強い眠気に襲われることが多い人は要注意。こうした**眠気もまた、毛細血管もれが起こす一つの症状です**。脳の細胞に酸素と栄養が十分に届かず、脳細胞がエネルギー不足を起こしているのです。さらに、疲労感が強い、疲れがとれない、風邪をひきやすい、肩こり、腰痛、頭痛なども、毛細血管もれの一症状です。

実年齢より老けて見えるなら、毛細血管もれにご用心

外見の若々しい人は、細胞も元気です。

私たちの身体は、機能を正常に保つため、細胞が再生と破壊をくり返していることはお話しししました。皮膚の細胞も、一定のサイクルで新しく生まれ変わっています。これを「ターンオーバー」と呼びます。

皮膚細胞のターンオーバーは、約6週間です。表皮の最奥である「基底層」と呼ばれる部分から、新たな細胞が次々に生まれ、古い細胞はだんだんと上に押し上げられていきます。そして、細胞の誕生から約4週間が過ぎると、肌の表面を築く細胞となります。

肌の美しさは、この細胞が重要になります。

その細胞もやがては死にます。死んだ細胞は、肌のもっとも表面層をつくる角質層を

築きます。角質層は硬く皮膚を守る役割がありますが、死んだ細胞の集まりでもあります。約２週間後には、垢《あか》となってはがれ落ちていく運命です。

ところが、この運命にあらがおうとする角質細胞がいます。

基底層から新しく健康な細胞がなかなか生まれてこないために、細胞の下から押し上げる力が弱く、死んだ細胞が肌表面に長くとどまってしまうのです。

原因は、毛細血管もれによって、皮膚細胞が十分な栄養素と酸素を得られないことにあります。死んだ角質細胞がはがれ落ちずに表皮を覆っていれば、肌は茶色くくすみます。シミも濃くなります。

さらに老け顔の原因となるのが、シワです。シワも毛細血管もれが原因しています。毛細血管もれによって栄養と酸素が行きわたらなければ、細胞はみずみずしさを奪われます。細胞の一つ一つにハリがなければ、肌の表面もハリを失います。また、毛細血管もれによって表情筋も衰えます。こうしたことも、シワを深くする一因です。

「もういい歳だからしかたがない」と思っている人は多いでしょう。でも、**老け顔をつくる力は、加齢よりも毛細血管もれのほうが強いのです。**

紫外線が毛細血管を傷つける

では、毛細血管を傷つけるものとは何でしょうか。第一には紫外線があげられます。地球に届く紫外線には、「UV-A波（以下、UVA）」と「UV-B波（以下、UVB）」があります。私たちの肌を赤くしたり、黒くしたりするのは、UVBです。肌の表面に届き、日焼けや皮膚がんの原因となり、目にも影響します。

一方、UVAは、UVBより有害性は低いとされています。しかし実際には、雲や窓ガラスも通過して、皮膚の奥まで到達するのです。そうして皮膚の奥で細胞をつくる基底層や、そこに流れる毛細血管を傷つけます。毛細血管は、とても細く、繊細なつくりをしています。そのため、わずかな刺激でも傷つきやすいのです。

毛細血管が紫外線によって傷つくと、外側の周皮細胞が内皮細胞からはがれます。すると血管にすき間ができ、栄養や酸素、水分、そして老廃物がもれ出ます。これが老化や体調不良、病気の原因になります。また、目で起これば、目の健康が害されます。

一方で、紫外線は皮膚でビタミンＤを生成するためにも働いています。ビタミンＤは骨をつくる働きのほか、糖尿病やがんを予防する作用があります。ですから、日の光を浴びることは健康にとっても必要なことなのです。

最近、ビタミンＤの欠乏が原因の「くる病」が、子どもの間で増えていることが話題になりました。足の骨が曲がり、Ｏ脚になってしまうのです。紫外線の害が叫ばれるなか、過度の紫外線対策を施す子育てが原因の一つではないかとも指摘されています。

紫外線は人にとってメリットもデメリットも大きい、ということです。

そんな紫外線を若返りと健康増進に活かすには、朝日を活用することです。紫外線は4～9月にもっとも強くなります。時間帯では朝の10時から昼過ぎの2時が強くなります。**日にあたる理想的な時間は日の出から朝9時。この時間帯に毎日10～20分外に出て、日光浴するとよいでしょう。**一方、紫外線の強い季節の日中、長時間外に出る際には、紫外線対策をしっかり行うことです。

糖尿病の合併症も毛細血管から起こる

糖尿病とその予備軍は、今、日本に約2000万人いるとされます。ここにあてはまる人はとくに毛細血管の健康に注意することです。

糖尿病は、すい臓から分泌されるインスリンの分泌量が減ったり、働きが悪くなったりすることで起こります。インスリンとは、エネルギー源となるブドウ糖を細胞内にとり込む際に必要なホルモンです。その停滞によって血液中のブドウ糖の値（血糖値）が高まり、血管に炎症を引き起こし、ボロボロになっていくのが糖尿病です。

糖尿病は毛細血管に強いダメージを与えます。高血糖の状態が炎症を生じさせ、毛細血管を傷つけるのです。これによって毛細血管もれやゴースト血管がいたるところで生じ、栄養と酸素の供給を滞らせます。結果、起こってくるのが合併症です。糖尿病の合併症はさまざまですが、三大合併症とされるのは「腎障害」「網膜症」「神経障害」です。

腎障害とは、腎臓の機能が働かなくなる状態のことです。腎臓には、血液中の老廃物やよぶんな水分を尿にして身体の外に出す働きがあります。一言でいえば、血液ろ過装置。血液をろ過して、きれいにするのが役割です。また、塩分と水分の排出量を調整することで、血圧を正常に保つのも大事な働きです。このろ過装置の役割を果たしているのが、「糸球体《しきゅうたい》」と呼ばれる器官です。糸球体は毛細血管が糸球のように集まってできています。糖尿病になると、その毛細血管の塊に障害が生じ、腎障害を引き起こします。こうなると、命の危険の高い重篤な状態になってしまうのです。

また、**糖尿病になると網膜症を起こしやすくなるのも、毛細血管の劣化が原因です**。目の奥にある網膜には、毛細血管が網の目状に通っています。ここへ届けられる栄養と酸素が断たれれば、最悪の場合、失明することもあります。

神経障害も、毛細血管の炎症が災いします。神経と毛細血管は密接にかかわっていて、毛細血管が劣化すると神経症も生じやすくなります。結果、手足のしびれや立ちくらみ、内臓の不調など全身に大きな不具合を引き起こすのです。

ボケたくないなら毛細血管を元気にしなさい

毛細血管もれは、見た目を老いさせるだけではありません。脳にもダメージを与えます。それによって起こってくる最大の病気は、認知症です。

認知症にはアルツハイマー型認知症、レビー小体型認知症、血管性認知症があります。このうち、毛細血管もれの関与が強いのが、アルツハイマー型とレビー小体型です。

認知症で患者数がもっとも多いのは、アルツハイマー病です。アミロイドβ《ベータ》とタウたんぱく質というゴミたんぱくが脳内にたまり、脳の神経細胞が死んで減少し、脳が萎縮することで発症します。多くの場合、記憶をつかさどる海馬のあたりから病気が始まります。そのため症状は物忘れから始まり、認知機能全体がだんだんと衰えていきます。

一方、レビー小体型認知症は、レビー小体という円形の物質が脳のなかに広く現れることで生じる認知症で、患者数が増えています。私の母校である三重県立宇治山田高校の同級生で、横浜市立大学名誉教授の小阪憲司氏が世界で初めて発見しました。

レビー小体は、α《アルファ》シヌクレインというゴミたんぱくの集まりです。このゴミたんぱくが脳に広く捨てられてしまった結果、幻視や睡眠障害、手足のふるえ、運動のスロー化などの症状が現れます。どんな症状が現れるのかは、脳のどの位置にレビー小体が発生したかで違ってきます。たとえば、脳幹にレビー小体が発生すると、運動障害を引き起こすパーキンソン病を発症します。

アルツハイマー型もレビー小体型も、ゴミたんぱくが脳内に捨てられ、正常に処理されないことで起こってきます。**ゴミたんぱくがたまるのは、毛細血管もれが生じていると考えられます。それによって毛細血管の働きが悪化し、ゴミたんぱくが回収できないのです。**さらにゴミたんぱくが毛細血管を傷つけ、状況をますます悪化させます。

そもそも、脳内はゴミたんぱくがたまりやすい状態にあります。

人の脳には誕生時、およそ１４０億個の神経細胞があります。神経細胞そのものの数に限ってお話しすると、３歳までに約80パーセント、６歳までに約90パーセント、20歳でほぼ100パーセントができあがります。

ところが、20歳を過ぎると、1秒間に1個ずつ神経細胞が死んでいくことになります。1日で約9万個と計算すれば、年間で3000万個以上もの神経細胞がゴミとなるのです。脳の神経細胞そのものは、いったん死んだものが再生することはありません。新たに生まれることはない、ということです。一生のおつきあいなのです。

それなのに、毛細血管もれが生じたらどうでしょうか。ゴミたんぱくが脳にたまっていきます。すると、免疫細胞が攻撃をしかけて毛細血管に炎症が生じる一方、神経細胞そのものの働きも損なわれます。こうして長い時間をかけて脳の正常はジワジワと奪われ、アルツハイマー型認知症やレビー小体型認知症を起こすことになるのです。

だからこそ細胞の寿命が長い脳では、ゴミがたまらないよう注意が欠かせません。

認知症を防ぐには、元気な毛細血管を増やして、ゴミたんぱくの回収率を高めることです。神経細胞の死によって生じた不要物を、オートファジーによってリサイクルすることも重要です。神経細胞は再生されませんが、残された細胞は働きを正常に保つため、中身をかえていきます。古いものは新しいものに替えてこそ、機能を保てるのです。

活性酸素の発生量を増やしてはいけない

紫外線、糖尿病、ゴミたんぱくに加えて、毛細血管を損傷させる物質があります。それは、私たちの身体のなかで発生します。活性酸素です。

私たち人類も含めて、生物の多くは酸素を使って膨大なエネルギーを産生し、生命活動を維持しています。酸素は呼吸によってとり込まれますが、そのうちの約２パーセントが、反応性の高い活性酸素に変質します。

活性酸素は、酸素よりもはるかに強い酸化力をもっています。不安定な構造をしているため、触れるものから電子を奪いとって自らを安定させる力が強いのです。電子を奪いとられた物質は、安定性を失って劣化し、もともとの性質を失います。これを酸化といいます。酸化したものは、老化してやがて消失します。

この活性酸素を毛細血管が浴びると、それを構成する細胞が劣化します。内皮細胞と周皮細胞の密着がゆるみ、はがれやすくなるのです。結果、毛細血管もれが起こります。毛細血管の構造は繊細ゆえに、活性酸素の害を受けやすいのです。

ただし、活性酸素は害をなすだけの物質ではありません。免疫システムの一部でもあるのです。外敵となるウイルスや細菌などの病原体、がん細胞が体内で発生したとき、「顆粒球」という免疫細胞が活性酸素を噴射して、これを倒すのです。

つまり活性酸素は、メリット・デメリットをあわせ持つ物質ということです。まさに諸刃の剣といえるでしょう。病気から身体を守る「薬」となれば、病気をつくる「毒」ともなります。人体がこの毒に害されず、体内環境を恒常的に保てるのは、活性酸素から自己を守る抗酸化防御システムが備わっているからです。抗酸化作用の高い酵素を分泌したり、ダメージの修復や再生を行ったりする働きを身体は持っているのです。

問題なのは、活性酸素の発生と抗酸化防御システムのバランスが崩れたときです。抗酸化防御システムの能力を上回って活性酸素が大量に発生すると、強い酸化力で健康な細胞を劣化させます。このとき、毛細血管も大きなダメージを負うことになります。

現代人の身体は活性酸素を発生させやすい

今、日本人の多くに毛細血管もれが起こっているのは、活性酸素の発生量が抗酸化防御システムの能力を大きく上回っていることに一因があります。それによって、毛細血管がどんどん傷ついているのです。

なぜ、こんなアンバランスを現代人の多くが抱えているのでしょうか。

答えは、文明的な生活にあります。

私たちの身体を構成する細胞は、約１万年前から変わっていないとわかっています。免疫システムも同様です。そのため、１万年前になかったものが体内に存在したり、身体に触れたりすると、免疫システムが反応して顆粒球が働き、活性酸素を発生させます。

顆粒球は異物が体内に多く存在すると、そのぶん数を増やします。すると、活性酸素の発生量も多くなります。闘いを終えた顆粒球は数日で死んでいきます。そのときにもまた活性酸素を大量に発生させるのです。

現代と1万年前の日本とは、まるで違います。1万年前の日本とは縄文時代、裸当然の姿で狩猟採集生活を送っていた時代です。この時代には、現代の生活に欠かせない電化製品などありませんでした。電化製品からは電磁波が出ています。スマホやタブレット、パソコンなどからも出ています。電磁波も、免疫システムにとっては異物です。電磁波を浴びるたびに、私たちの体内ではたくさんの活性酸素が発生するのです。

また、私たちは日々、加工食品や清涼飲料水を口にしています。そこには、数々の食品添加物が含まれます。化学合成によってつくられた添加物もまた、免疫システムに異物と判断されます。ほかにも、水道水に含まれる塩素やトリハロメタンなどの化学物質、タバコの煙、農薬、ダイオキシンなどの環境汚染物質も活性酸素を発生させます。激しい運動や強いストレス状態、肥満、紫外線なども、その原因になるとわかっています。

こうしたものにさらされた私たちは、活性酸素を発生させやすい環境に生きているのです。

人生１００年時代、活性酸素の害も増大する

私たちは今、「人生１００年時代」と呼ばれる時代を迎えています。

米国カリフォルニア大学バークレー校とドイツのマックス・プランク人口研究所の人口学者たちが「２００７年生まれの寿命」を国別に比較した表によれば、２００７年にアメリカやカナダ、イタリア、フランスで生まれた子どもの約50パーセントは、少なくとも１０４歳まで生きる見通しだといいます。これに対し、世界最高の長寿国の一つである日本では、約50パーセントが１０７歳まで生きるだろうと予測されています。

先進国では１００歳以上まで生きることがあたりまえになる時代が、もうそこまで来ているのです。

これほどの長寿をかなえた理由は何でしょうか。答えは「文明」の一言につきるでし

よう。

感染症を媒介する生物の駆除や、致命的な病気に対する有効な医薬品の発明や供給、予防接種の普及などによって、「不治の病」と呼ばれる病気が大きく減りました。

また、人口学者のサミュエル・プレストン教授の研究によれば、所得の上昇と栄養状態の改善が、平均寿命をのばす要因の約25パーセントを占めるとのことです。

こうしたことのすべては、文明が高度に発達したことで実現できました。

しかし、その高度な文明が私たちの体内で大量の活性酸素を発生させ、毛細血管に大きな負担を与えています。結果、寿命はのびたけれども、いつもどこかに不調を感じている不健康な期間ものばしました。ジワジワと老化し、疲労感がとれないためイライラしやすく、生活習慣病などの持病を抱えながら生活する人が多くなっているのです。

しかも、活性酸素が起こす害は、毛細血管もれだけではありません。細胞や組織の劣化はがんを引き起こします。すい臓が攻撃されれば糖尿病を、脳細胞が攻撃されれば認知症を、動脈が攻撃されれば脳梗塞や心筋梗塞を起こしやすくなります。さらに、現代人に急増しているアレルギー疾患にも、活性酸素が関与していることがわかっています。

毛細血管のもう一つの敵は「白米」「あまいもの」

毛細血管にダメージを与える食べ方があります。

それは、白米や麺類など白い主食、あまいものの食べすぎです。これらは、腸のなかで大量のブドウ糖に分解されます。ブドウ糖はエネルギー源として使われますが、消費しきれないほどのブドウ糖を血液中に流してしまうと、**「糖化」**という現象を引き起こします。これも毛細血管を劣化させる原因です。

糖化とは、ブドウ糖などの糖質がたんぱく質と結びつき、たんぱく質を劣化させる反応のことです。糖化されたたんぱく質からは、悪玉物質が大量につくられます。それは、活性酸素よりはるかに強い力を持つ老化の元凶、**ＡＧＥ**（Advanced Glycation End Products）です。日本語訳すると「終末糖化産物」となります。

このＡＧＥは身体のどこにでも蓄積し、ジワジワと老化を進めます。まさにスローミイラ化現象です。生きたまま外見をシワシワにし、内臓の寿命を縮めていくのです。

ＡＧＥが恐ろしいのは、私たちの身体を構成するたんぱく質を攻撃し、機能を低下させることです。とくに、コラーゲンはその害を受けやすい性質を持ちます。

コラーゲンは、体内の全たんぱく質のおよそ30パーセントを占めます。主に皮膚を形成するたんぱく質と知られていますが、血管の形成にも多くが使われています。

コラーゲンはその分子が集まり、繊維を形成します。これがさらに集まって、「コラーゲン線維」となります。この弾力と伸縮性に優れたコラーゲン線維が、皮膚や血管、骨などを強靭に保っているのです。

毛細血管の形成にも、コラーゲンが重要です。細胞どうしをつなぐ働きをしています。ＡＧＥはコラーゲン線維の間にも好んで入り込み、弾力と張力を奪います。こうなると、血管は弾力を失い、血流が低下します。

また、毛細血管も傷つき、内皮細胞や周皮細胞の健康を大きく損なわせることになるのです。

ＡＧＥの蓄積量はシワに表れる

自分の体内にＡＧＥがどれほど蓄積しているのかを知る方法があります。ＡＧＥが蓄積しているほど、毛細血管への悪影響も大きくなります。その方法とは、顔や首にできるシワを見ることです。

ＡＧＥが皮膚のコラーゲン線維に蓄積すると、肌の弾力が失われ、シワができます。蓄積量が増えれば、シワは深く、数も増えます。

チェック法としてわかりやすいのは、ほうれい線だと思います。ほうれい線が長い、深いなど目立つ人は、ＡＧＥがかなり蓄積されていると予測できるでしょう。

ＡＧＥは、身体じゅうのどこにでも蓄積し、血管にもたまりやすいことはお話ししました。蓄積量が増えれば、傷つく毛細血管も増えます。とすると、ほうれい線の深い人は、毛細血管もれも多くなっていると考えられるでしょう。

しかも、ＡＧＥは困ったことに、いったんできてしまうとなかなか排出されず、体内に長期間とどまってしまう性質を持ちます。そのぶん、毛細血管への悪影響も大きくなります。ですから、できる限りつくられないようにすることが大事なのです。

一方、糖尿病の診断基準となる「ヘモグロビンＡ１ｃ」の数値から、ＡＧＥの体内量を予測することもできます。これは、赤血球中のヘモグロビン（これもたんぱく質です）に糖がくっついてできる物質で、ヘモグロビンがＡＧＥ化する前段階です。身体から排出されにくい糖化物質であるヘモグロビンＡ１ｃは、過去１～２カ月の血糖値を反映します。そのため、ふだんの血糖値の状態をより正確に予測できるのです。しかも、この数値が高い場合、ＡＧＥ量も多いと判断できます。

ただし、ヘモグロビンＡ１ｃの値が低くなれば、もとのきれいなたんぱく質に戻すことができます。そのためには、たんぱく質に糖を結びつけないことです。つまり、血液中によぶんな糖を流さないよう、糖質のとりすぎに気をつけることです。これも、毛細血管を守るためにはとても大事なことだったのです。

毛細血管もれを改善する救世主「Ｔｉｅ２（タイツー）」

では、毛細血管もれを改善するにはどうするとよいでしょうか。

以前は、一度老化した血管を若返らせることは難しいといわれていました。しかし最近になって、血管の構造を安定させるしくみがわかってきました。そのカギを握るのが、「Ｔｉｅ２」と「アンジオポエチン－１」です。

Ｔｉｅ２は、毛細血管の内皮細胞に現れる受容体のこと。簡単にいえばセンサーのようなものです。対象となる情報をキャッチし、処理しやすい信号に変える装置です。

内皮細胞についているＴｉｅ２というセンサーは、周皮細胞から分泌されるアンジオポエチン－１という物質をキャッチします。すると、Ｔｉｅ２が活性化され、内皮細胞の状態を改善します。これによって内皮細胞間の接着が強まります。同時に、内皮細胞と周皮細胞もしっかり密着されるのです。

結果、毛細血管の状態は安定します。こうなると、大事な栄養素や酸素がきちんと細胞に届けられ、細胞から出される老廃物も回収できるようになります。それにともなってリンパ管の状態も整い、よぶんな水分や毛細血管から回収されなかった老廃物も流されていきます。これによって、細胞の破壊と再生のシステムが正常に回り始め、健康で若々しい細胞がつくられるようになります。それが見た目を若返らせ、身体の不調や病気をとり除いていくのです。

こうしたことから今、Ｔｅｉ２の活性化が注目されているのです。

特定の植物性食品のなかには、Ｔｅｉ２を活性化させるものがあるとわかっています。一般に入手しやすいものでは、**「シナモン」「ルイボスティー」「ヒハツ（ヒバーチとも。コショウの仲間）」があります。これらを日ごろからとっていると、毛細血管もれが改善されていく一方、元気な毛細血管を増やしていけると期待されているのです。**

また、毛細血管にダメージを与えるような食事法をやめ、元気にする食事に変えることも大事です。その具体的な方法については、第４章で詳しくお話しします。

毛細血管の改善で20歳も若返った私の体験記

若々しくありたい。その願いは、万人に共通のものでしょう。私ももうすぐ80歳になりますが、今日もそのための努力はしています。外見の若々しさは健康の証です。そんな私の夢は、「生涯現役」を目標に、好きなことばかりして生きていくことです。

ただ、加齢とともに身体に不自由なところが出てくるのは、しかたのないことです。生きている以上、老化を完全にストップさせることはできないからです。でも、細胞レベルから若返る努力をしていけば、老化のスピードをゆるやかにできます。そのためには、毛細血管の健康に気を配ることです。

私も50代までは、それができていませんでした。当時の私は、写真を撮られるのも鏡を見るのも大嫌いでした。自分が思っている以上に老けている現実をつきつけられるからです。大学教授というストレスばかりの職業に就き、医者として恥ずべきことですが、食べることと飲むことで、それを発散させていました。

悪しき食生活は、見た目を著しく老いさせます。私は55歳だというのに、肌年齢が65歳と10歳も上回って診断されていました。糖尿病を発症し、血圧もコレステロール値も中性脂肪も高い値でした。メニエール病（回転性の激しいめまい、耳鳴り、吐き気、嘔吐などを起こす内耳の病気）の発作に苦しんだこともあります。

でも、毛細血管を丈夫にする食生活に切り替えてからというもの、私は変わりました。人は食事でまったく違ってくるものです。まず、外見が変わりました。**75歳のとき、私の肌は55歳と診断されました。**20歳も若返ったのです。

糖化と活性酸素に気をつけた食事のおかげで、血管も若返りました。糖尿病も治り、血圧もコレステロール値も中性脂肪も正常値を保てています。メニエール病の発作に悩むこともなくなりました。

「歳だから老化はしかたがない」という人がいます。でも、ここまで読んでいただき、その考えは間違いだとわかったでしょう。好きなものを飲み食いする生活はとても楽です。でも実際のところ、そんなことを続けていては、身体も心もつらくなるばかりです。反対に食事を変えれば身体も心も変わります。毛細血管が若返れば、身体も動きやすくなり、精神状態も安定し、ポジティブな思考を持てるようになるのです。

しかも、髪の毛もフサフサと増えてきます。

実は私も、50代のころにいったんハゲかかりました。抜け毛の量が増え、頭皮がうっすらと見えてきたのです。発毛剤や育毛剤などいろいろなものを試しましたし、友人にすすめられれば、少々高価な薬剤にも手を出しました。髪の毛に月数万円もかけていたこともあります。

でも、結局のところ頭皮の毛細血管が老化していては、外からいくら塗ったところで髪の毛を増やすことなどできなかったのです。

前述したように、**髪の毛を若返らせるのも毛細血管です**。頭皮に流れる毛細血管を丈夫で元気な状態にし、数もたくさん増やせれば、そのぶん髪の毛も増えてくるのです。

私たちは、年齢を若返らせることはできません。でも、何歳になっても若々しくあり続けることはできます。それには、毛細血管の健康が重要なのです。

第3章

「腸もれ」が肌も髪も10歳老けさせる

腸もれを正さない限り、毛細血管もれも治らない

毛細血管もれと腸もれは、老化のスピードを速める2大元凶です。そしてこれらは密接に関係しあっています。**腸もれを治さなければ、血管の炎症も止めることはできません。**反対に、両方を同時進行で改善していくと、若返りのスピードも速まります。

腸もれとは、小腸の腸壁表面を覆う上皮細胞の間に目に見えないほどの小さな穴があくことで起こってきます。これは細胞間の接着がゆるみ、すき間があいてしまうことが原因です。

その細胞間のすき間から、小腸にある腸内細菌や未消化の栄養素、毒素、腐敗物、ガスなどが血液にもれ出し、血管に炎症を起こします。それが現代人に多い病気や体調不良の原因になっていることがわかってきているのです。

この「腸もれ」とは、私のつくった造語です。欧米では**「リーキーガット・シンドローム」**と呼ばれています。「リーキー」とは「もれる」、「ガット」は「腸」という意味。直訳すると「腸もれ症候群」。そこで、たくさんの人に知ってもらうために、わかりやすく「腸もれ」と呼ぶことにしました。

腸もれは、欧米では心身にさまざまな不調を引き起こし、重大な多くの病気につながっていくトラブルとして、大変注目されています。実際、年間に１０００件以上もの研究論文が発表されるほどです。

ところが日本では、あまり知られていません。医療従事者でさえ、重大性に気づいていない人が少なくないのです。なかには「腸に穴があくなどばかばかしい」とばかにするばかな人もいます。でも、腸もれは「過剰腸管透過性」という専門的な言葉で、１００年以上前から医学文献にしっかりと記されている事実です。

欧米で腸もれが注目されるのは、これが原因でトラブルを起こす人が急増しているからです。日本においても決して無視できない問題です。欧米人と似たような食生活を送るようになった日本でも、この腸のトラブルを抱えた人が多くなっているからです。

日本人の9割が「腸もれ」を起こしている

日本人の大半が、程度の差はあるにしろ、腸もれを起こしていると予測できます。その数は日本人の9割に達するでしょう。ほとんどの人が気づいていないだけです。

今、この本を読んでくれているあなたはどうでしょうか。チェックシートをつくってみましたので、試してみてください。

これはあくまでも目安です。ですが、**該当項目が多いほど腸もれのリスクは高いといえるでしょう**。ふだんの不調のおおもとに腸もれがあるとも予測できます。腸もれが引き起こす炎症が皮膚の毛細血管に広がれば、肌が老化します。頭皮に炎症が生じれば、抜け毛を起こします。しかも、うつ病との関係も指摘されています。腸もれはイライラや不安、憂うつなどネガティブな心理をつくり、それがうつ病にもつながるのです。

あなたは『腸もれ』を起こしていない？
チェックシート

チェックが３つ以上の場合、低レベルの腸もれを起こしている可能性が、６つ以上の場合、長引く腸もれがすでに深刻な問題として現れている可能性が考えられます。

- 処方薬や市販薬を飲み続けている。あるいは、頻繁に服用している。
- 抗生物質（抗菌薬）の使用歴がある。
- 疲れやすい。やる気が起こらない。
- イライラしやすい。気分のムラがある。不安や集中力不足などがある。
- よく下痢をする。あるいは、便秘がち。
- ガスがよく出る。おなかがはって痛くなることがよくある。
- 食物アレルギー、あるいは過敏症や不耐症と診断されている。
- 花粉症など季節性のアレルギー、アトピー性皮膚炎、気管支ぜんそくがある。
- 潰瘍性大腸炎、クローン病、セリアック病などがある。
- 頭痛や関節痛、肩こり、腰痛など、身体に痛みをよく感じる。
- 小麦粉や乳製品をとるとおなかがゴロゴロしたり、腹痛を起こしたりする。
- パンやパスタ、ピザ、うどん、ラーメンなど小麦粉食品をよく食べる。
- お酒をたくさん飲む。または、タバコを吸う。
- 炭水化物やあまいものをよく食べる。
- ふだん、野菜や海藻、キノコ類をあまり食べない。
- レトルト食品や加工食品、惣菜、市販のお弁当をよく食べる。
- 抗菌、除菌、殺菌などの薬剤、スプレーなどを頻繁に使う。
- 風邪をよくひく。
- 生活が不規則で、睡眠不足になりやすい。

腸の不調は脳や心臓にまでおよぶ

あなたの結果はどうだったでしょうか。

腸もれは、さまざまな不快症状や病気を引き起こす原因になります。下痢や便秘など消化管の不調だけでなく、疲労感やイライラ、頭痛、肩こりなどを起こしますし、糖尿病やがんなどの原因になることもわかっています。

こうした多様な症状を起こすのは、**腸が私たちの生きる力をつくる臓器だからです**。

それは腸が、食べものを消化し、細胞が欲する栄養素を血液に送り出していることでもよくわかります。腸のこの働きが止まれば、私たちは生きていることができなくなります。でも、それだけではないのです。

腸には、次のような働きもあります。

◎合成……酵素やビタミン、ホルモン、短鎖脂肪酸を合成する
◎解毒……有害物質を無毒化し、処理する
◎浄血……きれいで質のよい血液をつくり出す
◎免疫……人体で働く免疫力の約７割をつくり出す
◎排泄……体内の不要物を大便にして、外に出す

腸とは消化吸収をし、大便を出すだけの臓器と考えている人が大勢います。しかし、腸の働きとはこのように多岐にわたりながら生命活動に直結し、ほかの臓器に強力な影響をおよぼすものです。

だからこそ、腸の不調は、脳や心臓、肝臓、肺、腎臓、そして血管にいたるまで、悪影響を与えることになってしまうのです。

「すべての病気は腸で始まる」とは、古代ギリシャにおいて「医学の父」と称えられたヒポクラテス（紀元前４６０年ごろ〜紀元前３７０年ごろ）の言葉。病気や不調の根源も、それを治す根源も腸にある。これは、現代を生きる私たちの身体にとっても、変わりのないことなのです。

カップラーメンを食べる人に腸もれが多い

なぜ、約9割もの日本人が腸もれを起こしていると推測できるのでしょうか。

それは、現代の日本の食生活を考えるとよくわかります。日本人の多くが、知らず知らずのうちに、腸を傷めるような食事をくり返しているからです。

加工食品やコンビニ弁当、ファストフードなどは、腸の嫌がる食べものです。ペットボトルに入ったジュースや、缶入りのお酒などの多くも注意です。

これらの食べものは、とても便利です。フタを開けるだけ、電子レンジで加熱するだけ、お湯を注ぐだけで食べられます。しかも、おなかを壊す心配もありません。通常、食べものとは長い時間放置すると腐敗が始まるものですが、常温で長期保存ができるカップラーメンやレトルトカレーを食べても下痢を起こすことはないでしょう。

でも、腹痛を起こさないから安全、ということではありません。むしろ、**腐敗を起こさないものを食べるということは、怖いことなのです**。

腐敗菌を繁殖させないために、保存料や日持ち向上剤などの食品添加物が使われているからです。これらの食品添加物には、食品中で細菌が増殖するのを防ぐ作用があります。食品の長期保存を可能にする、文明的な薬剤なのです。

その何がいけないのでしょうか。一つは、腸内細菌にダメージを与えることです。

私たちの腸には、約２００種１００兆個もの腸内細菌がすんでいます。彼らは、私たちが食べたものをエサに繁殖する一方、人の健康に働きかけてきます。腸内細菌にとってよいエサを与えてあげれば、人の健康増進に重要な物質をつくり出したり、免疫力の強化に働いたりします。反対に、悪いエサを与えてしまうと腸内細菌のバランスが崩れ、健康を損なわせる腐敗物をつくり出したり、免疫力を低下させたりするのです。

腸内細菌にとって、いちばん嫌いなのは、保存料や日持ち向上剤です。菌の繁殖を止める化学物質が腸内に頻繁に入ってくれば、自分たちも影響を受けることになるからです。その悪影響が、腸もれを起こす一つの原因になってくるのです。

腸内細菌が細胞の生まれ変わりを助けている

腸内細菌の主な生息場所は、大腸です。そこにはおよそ100兆個もの細菌がすんでいます。一方、小腸の細菌数は、約1000億個。この両方をたして、腸全体にいる細菌の数は「だいたい100兆個」という数え方をされます。ただし、小腸の細菌が少ないからといって、大事でないわけではありません。むしろ、役割はなおのこと重要です。

小腸の長さは約6メートル。たくさんのヒダ状構造をしています。それを平面状に広げると、バドミントンコートの約半分もの面積になります。そこにまるでお花畑が広がるように腸内細菌が生息しています。腸内細菌叢《そう》を「腸内フローラ」と呼ぶのは、細菌たちがつくる集落が鮮やかで、とても美しいからです。

その腸内フローラの美しさが、腸もれを防ぐカギとなります。

小腸の表面は、「絨毛《じゅうもう》」と呼ばれる無数の突起があり、やわらかなじゅうたんのようです。絨毛を拡大してみると、「微絨毛」というさらに細かな突起が生えていて、栄養素の吸収はここから行われます。

腸内細菌は絨毛や微絨毛の間にすみ、人が食べたものをエサにすることで、腸によい働きをたくさんします。その一つが、腸の上皮細胞の生まれ変わりを助けることです。

微絨毛の表面は上皮細胞という粘膜細胞で覆われています。上皮細胞は、消化吸収だけでなく、合成や解毒、浄血、免疫など小腸の持つ多くの働きの舞台です。その働きは甚大であるがゆえ、新陳代謝のスピードも急速です。わずか数日で新旧の細胞が交換されるのです。腸内細菌は微絨毛の間にいて、この生まれ変わりをサポートしています。

それなのに、宿主である私たちが、腸内細菌にダメージを与えるような食品添加物を腸に入れたらどうなるでしょうか。

腸内細菌の働きは、腸内フローラが多種多様な細菌がバランスよく存在するときに強化されます。腸内細菌は、便宜上「善玉菌」「悪玉菌」「日和見菌《ひよりみ》」に分類されます。善玉菌は、宿主である人の健康によい働きをする菌たちで、悪玉菌は健康を害する働きを持つ菌、日和見菌は善玉菌と悪玉菌のうち優勢なほうの味方をしたり、宿主が健康なときにはよい働きをするけれども免疫力が落ちると悪い働きをしたりする菌群のことです。

健康な人の場合、85パーセントが善玉菌と日和見菌で、15パーセントが悪玉菌というのが、平均的なバランスとされています。このバランスが保たれているとき、腸内フローラは宿主にもっともよい働きをするようになります。

ところが、食品添加物のように腸内バランスを崩すものが頻繁に入ってきてしまうと、腸内細菌の数が減り、そこに乗じて悪玉菌が増えてきます。こうなると善玉菌が減って日和見菌が雪崩《なだれ》を打つように悪玉菌の味方をし、小腸のpHのバランスが変わります。酸性からアルカリ性に傾いてしまうのです。

こうなると、上皮細胞の生まれ変わりもうまくいかず、細胞と細胞の連結部分（タイト・ジャンクション）がゆるんできます。このゆるんだすき間が腸もれを起こすのです。

今、私たちのまわりには、保存料をはじめとする食品添加物を使った食品があふれ返り、便利さゆえに食べる頻度も高くなります。しかし、それが腸内バランスを崩し、腸もれを起こす原因になってしまっているのです。

腸内フローラの状態は大便に表れる

私が食品添加物の害を言葉にすると、以前は食品会社などからイヤになるほど苦情が入りました。メーカーにとっては死活問題だからでしょう。食品添加物を使わなければ加工食品をつくれません。その苦情は以下のような内容でした。

「食品中の保存料などの添加物は、人間に摂取された時点でほかの食べものや体内の水分により薄められ、さらに消化酵素によって分解される。しかも、腸内細菌の数は、食品中の細菌数よりははるかに膨大だ。よって、食品中の細菌の活動は阻害できるが、腸内細菌の数を減らしたり、そのバランスを崩したりするようなことはありえない」

そして決まってこう続きます。「保存料などの食品添加物入りの食べものをたくさんとっていると、腸内細菌が確実に減るというデータはあるのか」

でも、そんなデータを集めずとも、答えは明らかです。加工食品ばかり食べている人は、大便の量が少なく、貧弱です。そして大便の悪臭が強くなっています。

健康な大便は、約60パーセントが水分です。残りの約20パーセントが腸内細菌とその死骸、約15パーセントが腸管からはがれ落ちた上皮細胞、残りの約5パーセントが食べカスや有害物質です。つまり、大便の固形部分は、半分が腸内細菌なのです。水が大便の状態をつくるものとすると、腸内細菌は大便の質を決めるものです。**腸内フローラのバランスがよければ、大便は黄金色に近く、においもさほど強くなりません。**

反対に、悪玉菌が優勢になると、悪臭が強く、色が黒に近づきます。こうした大便は、腸内バランスが悪玉菌に傾き、腸もれの原因になる穴が増えていることを知らせるSOSです。「早く手を打って」と腸が伝えているのです。

以前、あるテレビ番組で20代の若い女性の大便が調べられたことがあります。通常、大便には善玉菌の仲間であるビフィズス菌が10～15パーセントいるのに、その女性の大便は0・01パーセント以下でした。女性はお菓子が大好きで、食事のかわりにお菓子を食べているという、とても危険な食生活を送っていました。

最近知りあったある40代の女性も、便秘がひどくておなかがはり、食欲がないといっていました。聞くと、子どものために料理はするが、野菜の食べる量が少なく、惣菜を買ってくることも多いそうです。しかも、彼女も大のあまいもの好きで、食欲がないぶん、アイスクリームやチョコレートで気持ちを満たしているとのことでした。

大便をつくるのは大腸ですが、大腸の状態は小腸の状態も反映します。大腸の状態が悪いのに、小腸の腸内フローラだけがよいはずはありません。ご自身の小腸の状態を知るには、毎日の大便を観察することです。

前の２例は極端なケースかもしれません。でも、朝に既製品のパンやソーセージを、お昼にコンビニ弁当を、おやつにスナック菓子を、夜に加工調味料を使って調理し、缶酎ハイを飲む、という人はめずらしくはないはずです。

加工食品やコンビニ弁当などを毎日、複数の種類を口にすれば、そのぶん、腸に入ってくる食品添加物の量も増えます。それが毎日入ってきても、「腸内細菌や腸に影響はない」と本当にいえるのでしょうか。そんなデータもまたとれないのです。**だからこそ、私たちは毎日の大便から腸と腸内フローラの状態を観察していく必要があるのです。**

「1万年前になかった食べ物」が腸をダメにする

腸内フローラを乱す食品添加物は、保存料や日持ち向上剤など細菌の増殖を阻害するものだけではありません。

食品添加物は、合成添加物と天然添加物に大別できます。合成添加物は、石油などを使って化学的に合成されたもので、「自然界にまったくない化学合成物質」と「自然界に存在する成分に似せてつくられた化学合成物質」にざっくりとわけられます。

腸にダメージを与えるのは、とくに前者の自然界にない化学物質です。

人体を構成する細胞は1万年前から変わっておらず、1万年前の人類が知らなかった異物が入ってくると、免疫細胞の顆粒球が異物を排除するために、大量の活性酸素を噴射することはお話ししました。その影響をとくに受けやすいのは、腸です。腸は人体最大の免疫器官で、免疫力の約７割がつくり出されています。それだけに、**異物が侵入してくると、その強い免疫力によって活性酸素の発生量も多くなるのです。**

ではなぜ、腸は免疫力の約７割もつくり出すのでしょうか。

腸には、食べものと一緒に病原体や有害物質などの異物が頻繁に侵入してきます。これをそのまま体内に侵入させては、病気を起こしてしまいます。そこで、腸にたくさんの免疫細胞や組織を集中させて、防御システムを働かせているのです。

そのシステムを支えるのも、腸内細菌の仕事です。たとえば、腸内細菌の一種である乳酸菌は、細胞壁に強力な免疫増強因子があって、免疫細胞の働きを強化しています。

ところが、１万年前になかった化学物質が頻繁に侵入してくると、活性酸素が大量に発生します。それが腸内細菌まで攻撃し、上皮細胞も酸化して細胞間の連結をゆるめてしまうのです。これも、加工食品を食べる人に腸もれが起こりやすい一因です。

食品添加物には着色料や香料、人工甘味料、増粘剤、乳化剤など多くの種類があります。加工食品の購入に際しては、パッケージの原材料欄を確認し、どれだけたくさんの添加物が使われているか、確認するようにしましょう。

小腸には「神の手」が宿っている

野菜や肉、魚など1万年前の人類が食べてきたようなものであっても、実際にそれらは人体と異なるものです。免疫にとって、異物（非自己）であって、自己ではありません。でも、免疫は食べものを排除の標的にしません。受け入れることで、自分たちの栄養にできるからです。

そのため、自己と非自己を厳密に精査する免疫であっても、腸への侵入を許しています。これを「経口免疫寛容」といいます。免疫の気持ちをセリフにするならば、「本当はNG。でも、遠い昔からよくわかっているし、ボクたちも栄養が必要だから受け入れるよ」となるのでしょう。

だからといって、無秩序に受け入れるのではありません。食べたものは、身体にある自己と同じ成分になるまで小腸で細かく分解されます。主食の主成分であるデンプンはブドウ糖に、肉や魚などのたんぱく質はアミノ酸に、脂肪は脂肪酸やグリセリンなどに分解されたのちに吸収されます。

それらの栄養素は、微絨毛に備わった専用のとり入れ口「トランスポーター」から吸収されていきます。水ですら、専用のトランスポーターがある厳密さです。

反対に、体内で必要としない栄養分や異物などはトランスポーターがないので吸収されず、体外に排泄されます。ただ、油に溶ける脂溶性の有害物質はタチが悪く、拡散的に上皮細胞に入り込んできます。また、むりやり入り込んでくる病原体もいます。そんな外敵を見つけた際には、上皮細胞は解毒のための酵素を使ってそれを無毒化します。そして、排出専用のトランスポーターから外に出すのです。

こうした腸の持つ優れた選別機能は、「神の手」とも呼ばれています。

このすばらしい神の手を狂わせてしまうのが、腸もれです。上皮細胞間の連結がゆるんで細かなすき間があいてしまうと、消化の十分でない栄養分や有害物質、病原体などが体内に無秩序に侵入してくるのを、神の手は防げなくなってしまうのです。

腸もれがあると風邪やアレルギーがひどくなる

腸もれが生じると「神の手」が働かなくなります。すると、どうなるでしょうか。

腸からさまざまなものが血液中にジワジワともれ出してきます。異物を見つけた免疫システムは、「外敵がやってきた！」と反応し、抗体をつくり出します。抗体とは、免疫細胞が敵と闘うための〝武器〟です。外敵に特異的にくっつき、破壊するのです。

抗体をつくり出すこのシステムは病気を防ぐうえで、不可欠なものです。

しかし、腸もれが起こっていると、反対にこれが災いのもとになります。

人が武器を使って闘えば火花が散り、激しさを増せば火災が起こるように、抗体の数が増えればそのぶん炎症も増します。炎症とは、免疫と異物との闘いで起こる火事のようなものです。

腸もれが生じると、たえず多くの異物が血液内に入り込んでくるため、免疫システムは戦闘態勢の状態に固定されてしまいます。抗体がどんどんつくられ、炎症が慢性的に起こってしまうのです。

こうなると、私たちはつらい思いをします。まず、風邪をひくと悪化しやすく、治りにくくなります。風邪で生じる発熱や咳、のどの痛み、鼻水、鼻づまり、関節痛も、免疫と病原体が起こす炎症です。腸もれがあると、この炎症が激しさを増し、長引きます。

ケガをしたときも、痛みが強く、悪化しやすくなります。

また、アレルギー症状もひどくなります。アレルギーとは、本来、人体に害をなさない異物にまで免疫システムが異常に反応し、攻撃をしかけることによって起こります。

それが、アレルギー性鼻炎や気管支ぜんそく、アトピー性皮膚炎などの炎症の症状を引き起こします。腸もれが起こっていると、その炎症が悪化してしまうのです。

「風邪をひくと治りにくい」「ケガがなかなかよくならない」「アレルギーがひどい」など、思いあたることのある人は多いでしょう。こうした人は腸もれを疑うことです。腸もれを改善することで、それらの悩みも軽減されることでしょう。

食物アレルギーの前には腸もれがある

現在、子どもも大人も含めて、日本人の約3分の1がなんらかのアレルギー疾患をもっていると推測されています。**アレルギー疾患のある人は、少なからず腸もれを起こしていると考えてよいと思います。**とくに症状のひどい人は、腸内フローラを健康に育てる生活を今日から始めましょう。これだけでアレルギー症状が軽減されていくはずです。

とくに食物アレルギーと腸もれの関係は深いことが考えられます。

アレルギーを起こす原因物質（アレルゲン）は、すべてたんぱく質です。たんぱく質は、肉や魚、卵だけでなく、すべての食べものに含まれます。

たんぱく質は粒子が大きく、「神の手」が正しく働いている状態ならば、腸からそのまま吸収されたりはしません。アミノ酸という最小の成分に分解されてから吸収されます。

しかし、**腸の上皮細胞の連結がゆるんでいると、その小さな穴を通過できるものは、神の手を介さずに通り抜けていきます**。食品中のたんぱく質は、免疫システムにとって異物です。免疫はまもなく抗体をつくり出し、そのたんぱく質が侵入してくるたびに、攻撃をしかけるようになります。この状態が長引くと、それを口にするだけで免疫が反応し、大変な炎症を引き起こします。これが食物アレルギーです。

近年食物アレルギーになる人が多くなっています。戦前はもちろん、日本がまだ貧しかった時代には見られなかったこの疾患を、現在、乳児の約10人に１人が起こしています。幼児では５パーセント、小学生でいえばクラスに１人はこの病気の子がいると推計されます。腸もれが起こっていなければ、食物アレルギーが起こるはずはないのです。

食物アレルギーは、大人にも増えています。大人の場合、アレルゲンを口にして急速に激しい症状が出る「即時型」だけでなく、アレルゲンと接触し数時間たってから、下痢や肌のかゆみ、肌荒れ、頭痛、めまい、口内炎、情緒不安定などの症状が現れる「遅延型」も多く見られます。遅延型の場合、ふだんよく見られる不調と同じ症状が起こることが多く、本人もアレルギーとは気づきにくいという問題を抱えています。

糖尿病患者の血液から生きた腸内細菌が見つかった！

腸もれは、糖尿病にも関与しています。糖尿病の人も、少なからず腸もれを起こしていると考えられるでしょう。

「人の血液中を生きた腸内細菌がめぐっている」

２０１４年に順天堂大学とヤクルト中央研究所の研究グループがこう発表しています。糖尿病患者の50人中14人の血液中から生きた腸内細菌が見つかったのです。しかも、**血管に流れ出た腸内細菌が、糖尿病悪化の原因になっていることも報告されました。**

腸内細菌は、本来、私たちの腸のなかにだけいる共生菌です。血液中に侵入するなど、あるはずのないことです。それが血液中にいるということは、腸もれが起こっているという答え以外ありえません。

私たちと腸内細菌は、ともに生きる仲です。宿主である私たちは彼らの繁栄に必要なエサを与え、腸内細菌はそれをエネルギー源にして宿主の心身の健康に必要なものをつくり出していきます。

ただし、この共生関係が成り立つのは、腸内細菌が腸のなかにいる間だけです。腸を抜け出して血管内に入り込んだとたん、今度は免疫細胞の排除の対象になります。免疫システムは、いるべき場所から抜け出した腸内細菌を決して許しはしないのです。結果、身体のあちこちで炎症を起こす原因となります。

また、血液中に異常な量のブドウ糖が流れることも、１万年前にはなかった事態です。その異常事態から、糖尿病の人の体内では活性酸素が大量に発生しやすく、高頻度で腸もれを起こしやすい状態にあるのです。

しかも、糖尿病は血管がもろくなっていく病気です。そんな状態の血管に腸内細菌などの異物が侵入すれば、炎症がますます慢性化し、状態が悪化しかねないのです。

なお、最近の研究では、体内で炎症が生じていると、インスリンの働きが悪くなることもわかってきています。

身の回りの菌を退治しては腸もれを改善できない

血液中から腸内細菌が見つかったのは、糖尿病の患者ばかりではありません。50人に2人の割合で健康な人の血液中からも見つかっています。つまり、「糖尿病ではないから、自分は大丈夫」と他人事のように考えていてよい状況ではないということです。

日本人の約9割が症状の差はあるにしろ腸もれを起こしている、と前にお話ししました。腸もれは、一種の文明病ととらえられます。社会が高度に発達した結果、腸もれを起こす人が多くなりました。反対に、戦前戦後の貧しい生活のなかでは起こらないトラブルでした。現代社会のなかでも、昔ながらの食事や生活を大切にしている人には、このトラブルは起こりません。なぜでしょうか。

答えの一つが、化学合成品である食品添加物を多く摂取する現代型の食事にあることはお話ししました。

もう一つは、**身の回りを不自然なほど清潔にするようになったことです**。抗菌剤や除菌剤を常用してはいけません。腸内フローラを乱れさせることになるからです。

私たちの身の回りにいる菌のほとんどは、土壌菌です。腸内細菌の最大勢力である日和見菌のほとんども、土壌菌の仲間です。腸内細菌は、仲間の菌が頻繁に入ってきてこそ、働きを活性化させます。呼吸したり、身の回りのものを触ったりすることで、私たちは日々、土壌菌をとり込み、腸内フローラの安定を図っているのです。

それにもかかわらず、**現代社会は、身の回りの菌を一様に悪者扱いし、排除の対象としています。こんなことも、腸内フローラのバランスを乱し、腸もれを起こす大きな原因となっているのです。**

また、糖質が多くて食物繊維の少ない食習慣、抗生物質など薬剤の乱用、残留農薬や遺伝子組み換え食品などの摂取、緊張やストレスの多い生活なども、腸内フローラを乱し、腸もれを起こす原因になります。いずれも現代生活ではあたりまえになっていることです。この危険性に気づかずして、腸もれを治すことはできないのです。

パンやラーメンが腸の細胞の連結をゆるめる

もう一つ、深刻な腸もれを引き起こす原因があります。**小麦粉のとりすぎです。**

問題なのは、小麦粉に含まれるグルテンです。大麦やライ麦、流行中のもち麦などにも含まれますが、現代人が日常的に食べているのは小麦粉です。

小麦粉に含まれるグルテンは、パンをふんわりと大きく膨らませたり、麺をモチモチの食感にしたりするたんぱく質です。人類は古くから、小麦粉をとる食生活を送ってきました。しかし現在、私たちがとっている小麦粉は、昔のものとは質が異なります。グルテンや糖質が多く、大量に収穫できるようさまざまな改良が加えられているのです。

それによって小麦粉は、おいしくて安価で大量流通できる穀類になりました。

結果、私たちは日常的に小麦粉食品を食べるようになっています。パンや麺類、お菓子などをほぼ毎日食べている人も少なくないはずです。「小麦粉をいっさい口にしなかった」という日が珍しいほどではないでしょうか。

このことが、繊細な小腸に負担をかけています。グルテンに含まれるグリアジンというたんぱく質は、小腸内で「ゾヌリン」という物質を生み出します。このゾヌリンの濃度が小腸内で高まると、腸壁の上皮細胞の結合をゆるませることがわかっています。すると、細胞間にすき間があき、腸もれを起こしやすくなるのです。

腸もれを遠ざけるには、パンやラーメン、パスタ、うどん、お菓子類など小麦粉を多く使ったものを食べないことです。でも、毎日のように小麦粉食品を食べている人は、「そんなことをしたら食べるものがなくなってしまう」と思うようです。たしかに、小麦粉には「おいしい」「便利」「安い」という三拍子がそろっています。その便利さが腸に負担をかけ、心身の不調を引き起こしているのです。不調から逃れたいと思うならば、腸にダメージを与えるような「便利さ」をまずは手放そうではありませんか。

そもそも小麦粉も、糖質の多い穀類です。頻繁に食べればそのぶん糖化が進み、毛細血管を劣化させ、外見も老けていくことにもなるのです。

腸もれは、がんや脳梗塞も引き起こす

腸もれが起こす体調不良は、人によって異なります。

免疫システムは全身で働く以上、炎症も全身で生じるからです。なかでも、その人の身体のもっとも弱い部分で炎症は強くなります。どこが弱点になるのかは、人によって異なります。そのため、起こってくる症状も千差万別なのです。

代表的な例では「膨満感」「ガスがたくさん出る」「腹痛」「下痢」「便秘」「片頭痛」「めまい」「疲れやすい」「皮膚の炎症（湿疹、乾癬《かんせん》、酒《しゅ》さ、皮膚炎、にきびなど）」「頭がボーッとすることがある」「不安感が強い」「イライラしやすい」「うつ」などがあります。

また、腸もれが悪化すると、より深刻な疾患を引き起こす危険性も指摘されています。

腸もれが関係していると指摘されている疾患には次のようなものがあります。

「がん」「動脈硬化症」「脳梗塞」「脳出血」「心筋梗塞」「アルツハイマー病」「ＡＤＨＤ（注意欠陥多動性障害）」「自閉症」「筋萎縮性側索硬化症（ＡＬＳ）」「線維筋痛症」「カンジダ、酵母菌過剰増殖」「セリアック病」「非セリアック型グルテン過敏症」「慢性疲労症候群」「クローン病」「橋本病」「過敏性腸症候群」「メタボリックシンドローム」「多発性硬化症」「非アルコール性脂肪肝、その他の肝臓障害」「パーキンソン病」「多嚢胞性卵巣症候群」「むずむず脚症候群」「１型、２型糖尿病」「潰瘍性大腸炎」「さまざまなアレルギーや食物過敏」

以上のように、腸もれが関与する症状や疾患は多岐にわたります。でも、これらがすべてではないでしょう。腸もれに関する研究は、現在とくに欧米で急ピッチで進んでいて、今後、多くの発見が報告されると予測されています。

わかっているのは、前述の症状や病気のほとんどが「現代病」といえるほど現代人に多くなっていることです。**現代型の食事や超清潔志向の生活環境では、腸内フローラを健全に育めないのです。**腸内フローラは食べたもので決まり、生活環境によって育てられます。この２つが腸の健康にふさわしいものでなければ、腸もれは避けられないのです。

小さな習慣が人を老けさせもすれば、若返らせもする

腸もれの状態を示すバロメーターとなるのは、外見です。

腸もれの状態は、外見に如実に現れます。

腸からもれ出た異物たちは、血管の炎症を引き起こすことはお話ししました。その炎症は、動脈や静脈だけでなく、全身にはりめぐらされた毛細血管にも炎症を起こし、劣化させる原因になります。毛細血管もれを起こしていれば、外見の老化は避けられません。反対に、腸もれを改善すれば、毛細血管もれを起こす大きな原因をとり除け、肌や髪が若々しく生まれかわっていきます。

すなわち、腸もれを改善すれば、積年の不調を改善して現代人に多い病気を遠ざけられるうえ、肌や髪に若々しさがよみがえってくるということです。

腸の細胞は数日で生まれ変わり、腸内フローラは約2週間あれば良好に整えられます。ですから、第4章で紹介する食事術、第5章で紹介する生活習慣をまずは2週間続けてみましょう。それだけで、肌には透明感やハリが出て、あごやほおのたるみが軽減されるでしょう。髪の毛にもツヤが戻ってくるはずです。

以後、これを生活習慣として定着できたなら、深く刻まれたシワが薄くなり、髪の毛もよみがえってくることを期待できるでしょう。

それだけではありません。病気のリスクを下げるだけでなく、以下の箇条書きで表したような変化が心身に訪れます。これらが実現するだけで、どれほど人生が楽になるでしょうか。腸もれの改善は、それほど実践する意義の高いことなのです。

◎消化機能が回復し、下痢や便秘が改善される
◎頭痛や肩こりなどの痛みが起こりにくくなる
◎栄養がきちんとめぐるようになるため、エネルギー代謝がよくなり、体重が減る
◎鼻づまりの解消などアレルギー症状が抑えられる

◎ホルモンバランスが安定する
◎活力が高まり、エネルギッシュに物事を考えられるようになる
◎感情の起伏が減少し、心に余裕が戻る

聖路加国際病院の名誉院長であった故・日野原重明先生は、2017年初夏にお亡くなりになりましたが、100歳を超えてもなお現役医師として働き、「人はいくつになっても生き方を変えられる」と語り、そのお手本を自ら示してくれました。

日野原先生は、かつて「成人病」と呼ばれていたものを「習慣病」に呼び方を改め、世間に生活習慣の大切さを説いた第一人者です。先生は、

「習慣。この小さなくり返しが人生をつくる」

とおっしゃっていました。これからお話しする食事術と生活習慣はいずれも簡単なことです。「こんなことで、本当に若返られるの?」と感じるかもしれません。でも、やるとやらないでは、結果はまったく違ってきます。まずは腸内フローラを変革させるまでの2週間、小さな習慣をコツコツと積み上げていきましょう。

第４章

毛細血管と腸。２つの「もれ」を止める食事術

白いご飯やあまいものは依存性が強い

私たちの毛細血管と腸にとって、最大の負担は糖質のとりすぎです。まずはここから改善していきましょう。

糖質のとりすぎは体内に糖化を起こし、最凶の老化物質ＡＧＥを生み出すことはお話ししました。ＡＧＥも、毛細血管もれと腸もれを起こす重大な原因物質となります。

ここで問題とする糖質は、ブドウ糖です。ブドウ糖は、でんぷんやショ糖などの糖質が分解してできる単糖類です。でんぷんは白米や小麦、ショ糖は砂糖の主成分です。つまり、白米やパン、麺類、砂糖や小麦粉を使ったお菓子などを控えることで、毛細血管や腸の状態を整えていくことができます。**とくに避けたいのは、白米や白い小麦粉、白砂糖を使った「白く精製された食品」です。**

でも、これは言葉でいうほど簡単ではありません。実際のところ、「白米やパン、お菓子をやめましょう」と読んで、「そうはいってもな」と思った人がほとんどでしょう。ホカホカの白米はおいしいし、あまいものは私たちの心を癒してくれます。

ではなぜ、私たちは糖質を欲するのでしょうか。

答えは、**「白く精製された食品には、強力な依存性があるから」です。**

麻薬の一種であるコカインと人工甘味料のサッカリン、砂糖の依存性の強さを比較した実験があります。麻薬には強烈な依存性があると知られています。ところが、ネズミは、コカインよりもサッカリンや砂糖に強い依存を示したのです。

人工甘味料やブドウ糖の豊富な砂糖を摂取すると、ドーパミンという神経伝達物質が脳で分泌されます。ドーパミンは快楽や興奮を伝えるホルモンで、「何かよいことがあるぞ」と脳が感じたときに出てきます。その力は強く、ドーパミンが放出されると、脳は欲求を何がなんでも満たそうと働きます。それほど強力なホルモンです。しかも、サッカリンや砂糖を摂取すると、脳内麻薬とも呼ばれるエンドルフィンの分泌量も増えます。この強い依存性が、脳に「食べたい」という欲求を強く抱かせるのです。

なぜ、疲れるとあまいものを食べたくなる？

私たちが白い主食やあまいものを遠ざけるのが難しいのは、脳がそれらを執拗に欲するからです。この欲求は、疲労感を強く感じた際など、ストレス時に強力になります。

ネズミを使ったもう一つの実験があります。ネズミにストレスを与えると、炭水化物の摂取量が明らかに増えることがわかったのです。炭水化物とは栄養学的にいうと、糖質と食物繊維をあわせたもので、簡単にいえば、主食となるご飯やパン、麺類などに豊富な物質です。そのため、主食をそのまま「炭水化物」と呼ぶことも多々あります。

ネズミは通常、高脂肪の食べものを好みます。しかし、ストレスが脳にかかると、食の好みが変わりました。脂肪食の摂取量が減り、炭水化物の量が増えるのです。

人の脳でも同じことが起こります。**脳はブドウ糖をエネルギー源としますが、その欲**

求が高まるのは、とっさの判断やストレス時の反応など、瞬発的な活動を行うときです。

人体は、解糖系とミトコンドリア系という2つのエネルギー生成系を持っています。ブドウ糖を主なエネルギー源とするのは解糖系で、瞬発的にエネルギーをつくり出す力に長けています。一方のミトコンドリア系は、酸素を燃焼させて多くのエネルギーを持続的につくり出すのが特徴です。

脳の細胞は通常、主にミトコンドリア系にエネルギー供給を頼ります。思考をつかさどり、人体すべてを支配する脳は、膨大な量のエネルギーをたえず必要とするためです。睡眠中でさえ、日中の安静時と同等のエネルギーを消費しています。

しかし、脳がストレスを感じると、この安定性が崩れます。ストレスから解放されるため、一種の逃避行動として瞬発的なエネルギー供給を求め、「糖質を食べたい」という欲求を強めるのです。それによって糖質を摂取すると、解糖系が瞬発的にエネルギーを産生します。脳は幸福感を得て満足します。そのとき、脳では快楽中枢が刺激されています。その快感を脳はよく覚えていて、「ちょっと疲れたな」などわずかなストレスを感じるたびに、幸福感を求めてあまいものやご飯を無性に食べたくするのです。

「脳の唯一のエネルギー源はブドウ糖」は間違い

「ブドウ糖は脳がエネルギーとして利用できる唯一の栄養素」とよくいわれます。そのため、糖質をとらないと脳がエネルギー不足になるのではないか、と心配する人がいます。でも実際には、脳はブドウ糖のみをエネルギー源にしているのではないのです。

体内でエネルギー源となるのは、三大栄養素である糖質・脂質・たんぱく質です。このうちたんぱく質は、身体をつくる材料に優先的に回されるため、エネルギー源として使われるのは糖質と脂質です。

糖質は、腸でブドウ糖に速やかに分解され、体内に吸収されます。それは、脂質が脂肪酸に分解されるスピードよりはるかに速いものです。そのため、ブドウ糖が入ってくると、脳も身体もブドウ糖を優先的に使います。

では、糖質の摂取制限をしてブドウ糖が入ってこなくなるとどうでしょうか。

脂質が主なエネルギー源として使われるようになります。脂質は、エネルギーとして使われる際、脂肪酸とグリセロールという小さな成分に分解されます。このうち脂肪酸は、血液中に流れると、遊離脂肪酸と呼ばれる物質になります。これを材料に、肝臓は「ケトン体」をつくり出します。**このケトン体は、細胞にとってブドウ糖よりはるかに活用しやすいエネルギー源となることがわかっています。**

生命と思考のコントロールセンターである脳には、「血液脳関門」が備わっています。これは、有害物質が入り込まないよう厳重に管理された関所のようなもの。関所を通過できるものだけが、脳の栄養源になれます。ブドウ糖は通過を許されています。同様にケトン体も通過できるのです。しかも、脳は、ケトン体を積極的に利用しているときのほうが、働きが活性化することがわかっています。

ケトン体をつくり出すためには、第1に糖質をとらないこと。第2に、間食をせず、空腹の時間帯をしっかり設けることです。空腹の状態が長く続くと、脂肪の代謝が活発になってケトン体の産生量が増えます。脳にとってもそのほうが元気に働けるのです。

苦難続きだった、私の糖質制限の始め方

白い主食やあまいものの依存から抜け出すには、「ホカホカの白米を食べたい」「あまいものが欲しい」という脳からの執拗な誘いをコントロールすることです。毛細血管や腸の上皮細胞を傷つけるＡＧＥを発生させないためには、ここが重要です。

私も糖質制限を始めたばかりのときは大変でした。白米が大好きで、ラーメン、餃子、チャーハンなど、好物のほとんどが糖質の豊富な料理だったのです。しかもあまいものに目がなくて、ケーキやアイスクリームなどを間食に必ずとっていました。

糖質をいっぺんにやめたものだから、脳は食べるようにしつこく命じてきます。毎晩のようにあまくておいしそうなスイーツが夢に出てきます。目の前であまいものを食べている人を見ると、唾液で口のなかがいっぱいになっていました。

人と食事に行くときも大変でした。理解ある友人は私のために、糖質の極力少ないものをオーダーしてくれるのですが、テーブルに並ぶ料理の少なさに、大人げなく腹を立てたこともあります。反対に、理解のない友人と食事をすると、私が以前のように飲み食いしないことが不満のようで、「藤田はつまらなくなった」と嘆かれました。

でも、１週間後、転機がやってきました。腸が喜んでいるのを実感したのです。便秘や下痢をしなくなり、毎日規則正しく便通がやってきました。胸やけ、胃の痛み、おなかのはりもすっきりと消え、朝食がふだんの数倍もおいしく感じられるようになりました。こうなったときが習慣化のチャンスです。**体調の好転を実感できると、それがうれしくて糖質制限の困難さがやわらぐからです。**

数値の高かった空腹時血糖はわずか２週間で正常値まで下がり、ヘモグロビンＡ１ｃも２カ月後に急激に下がりました。体重も10キロ減り、「若返った」と人に会うたびに褒められるようになりました。

半年後、夢にまで見た白米やラーメンを食べたいとは思わなくなりました。これこそ、脳がブドウ糖の依存から抜け、ケトン体を使うようになった証です。

糖質制限成功のカギは、脳をだますこと

糖質のとりすぎは、毛細血管もれと腸もれを起こす大きな原因となります。

若々しくありたい、肌を美しくしたい、髪の毛をよみがえらせたい、体調を改善したい、持病を治したいと思っているのならば、白い主食とあまいものをやめましょう。

ただ、私のようにいっぺんにやめるのは大変です。経験上、あまりおすすめしません。

脳をコントロールするには、「だます」方法をおすすめします。

脳はだまされやすい臓器です。たくさん食べるのも、ちょっと食べるのも、満足度はそう変わりません。ですから、ほんの少し食べて落ち着かせてあげればよいのです。

たとえば、糖質制限に慣れるまでは主食をいっさいやめるのではなく、小さなお茶碗に半分だけご飯を食べます。昼は外食が多いならば、出されたご飯の半分は「もったい

ないけれども、毛細血管と腸のため」と残しましょう。

また、白く精製された白米や小麦粉は、血糖値を急激に上げるため、糖化のスピードも速めます。そこで、食物繊維が豊富な全粒穀物に替えることです。玄米や五穀米、十割そばなどです。これに替えるだけでも、体調はずっとよくなっていきます。

そうやって慣れてきたところで、主食とあまいものをきれいにやめればよいのです。

なお、「今日からご飯をやめよう」と決心したならば、そのぶん、良質なたんぱく源を1品増やしましょう。たとえばゆで卵や豆腐などです。こうすると食事の満足度が増し、糖質をとらなくても寂しさを感じにくくなります。

糖質制限で大事なのは、たんぱく質をしっかりとることです。糖質制限をすると身体は脂質を効率よくエネルギー源として使いますが、脂質がたりなくなると今度はたんぱく質を使うようになります。それもたりないと、身体のたんぱく質を壊して使うのです。これはよくありません。だからこそ、たんぱく源となる食品を多めにとることが大事です。「太ってしまうのでは」と心配する人もいますが、むしろ体重は落ちていくでしょう。脂質を効率よく使える身体になるため、脂肪が蓄えられにくくなるからです。

ルイボスティーで毛細血管の質を高める

体内の糖化が改善されてくると、体調が驚くほどよくなってきます。動脈や静脈などの主要血管に加え、毛細血管の状態がよくなってきて、細胞にたまったゴミが回収されていくからです。

こうなったら次のチャンスです。毛細血管の強化に着手しましょう。

といっても方法は簡単です。**まず、使いたい食材はルイボスティーです。**

ルイボスティーは、南アフリカの都市・ケープタウン近くの山脈にのみ生息する針葉樹ルイボスの葉を乾燥させたお茶です。現地の言葉でルイは「赤い」、ボスは「やぶ」という意味。非常に乾燥した土地であるうえ、強力な紫外線が降り注ぎます。しかも、朝晩の気温差が30度にもなる厳しい環境です。こうした土地でしか収穫できないルイボスティには、強力なフィトケミカルが含まれます。フィトケミカルとは、活性酸素を無毒化してくれる植物性の成分のこと。これを飲むことで、活性酸素の害を軽減できるのです。

しかもルイボスティーには、毛細血管を健全に保つために働くTｉｅ2（73ページ）を活性化する作用があることも知られているのです。

私も毎日、ルイボスティーを飲みます。ふだん料理は妻まかせの私ですが、お茶くらいは自分で入れます。ルイボスティーの効能をしっかり得るには、煮出すことが大事。ルイボスは硬い針葉樹の葉っぱであるため、煮出さなければ栄養素を抽出できません。

そこで、面倒くさがりの私はティーバッグ入りのルイボスティーを買ってきて、やかんにたっぷり水を注いだら1パックを入れ、約15分間煮出します。すると、フラボノイドなどのフィトケミカルが溶け出てきます。また、現地の土壌はミネラルが豊かです。その地中深くに根をはるルイボスの葉には、マグネシウム、カルシウム、ナトリウム、カリウム、亜鉛などのミネラルも含んでいるのです。

ただ、「長く煮出せばそのぶん、よい成分もたっぷり出てくるかな」と欲張ってはいけません。20分以上煮ると渋みが出てきて、おいしさが失われてしまいます。

1日1杯の「毛細血管若返りティー」で若さをとり戻す

毛細血管の働きをよくするには、血管そのものを強化する必要があります。

Ｔｉｅ２は、内皮細胞と周皮細胞を密着させて毛細血管もれを防ぐ物質です。**毛細血管の強化には、このＴｉｅ２の働きが必要です。**しかし、Ｔｉｅ２は年齢とともにだんだんと働きが悪くなってくることが最近の研究によってわかってきています。ですから、若々しさを保つためには、Ｔｉｅ２を活性化させることが重要になってくるのです。

それにはＴｉｅ２の活性化に効果があるとされる食品をとることです。**シナモンもその一つです。**シナモンはハーブの一種としても知られていますが、漢方では「桂皮《けいひ》」という名で生薬として使われています。ニッケイ属と呼ばれる樹木の皮を乾燥したものです。その桂皮のエキスには、Ｔｉｅ２を活性化して、毛細血管の構造を安定させる作用のあることが確かめられています。

しかも、シナモンには、ポリフェノールという抗酸化作用の強いフィトケミカルも含まれています。フィトケミカルを日々摂取しておくことは、活性酸素を大量に発生させやすい現代人にとって重要なことです。

独特のあまい香りを持つシナモンは、世界最古のスパイスとも呼ばれます。紀元前４０００年ごろからエジプトでは、ミイラの防腐剤として使われていました。また、身体を温める作用や発汗作用、胃を元気にする作用などがあるとわかっています。水分の代謝を調節する働きもあるので、むくみ予防にもよいでしょう。

シナモンはスティックと粉末が売られています。私は粉末のシナモンをルイボスティーに振りかけて毎日１杯飲んでいます。名づけるならば、「毛細血管若返りティー」。簡単につくれるこのお茶１杯を毎日飲むだけで、Ｔｉｅ２を活性化し、毛細血管の強化に役立つと期待できます。あまみが欲しい場合にはハチミツを加えるとよいでしょう。

ただし、シナモンは生薬の一種です。とりすぎれば過剰症の問題が出てきます。適量は１日０・６〜３グラム。お茶１杯につき小さじ半杯程度で十分です。

腸もれの改善にはネバネバ食品がいい

腸もれを防ぐには、ネバネバする食材を毎日食べることです。

具体的には、**納豆、メカブ、モズク、オクラ、山イモ、ナメコ、モロヘイヤ**などです。

これらの食材には、水溶性食物繊維が豊富に含まれています。

腸内フローラを良好に整えるには、水溶性食物繊維が重要です。これは、腸内細菌のとてもよいエサになるからです。

細菌は好物のエサを得ると、増殖力を高めて活動を活発化させます。小腸内で腸内細菌の働きが活性化すれば、上皮細胞の生まれ変わりをサポートする力が高まり、細胞間の密着が強まって、腸もれを防げるのです。

ただし、腸内細菌には、宿主の健康増進に役立つ「善玉菌」がいれば、健康状態に悪影響をもたらす「悪玉菌」もいます。善玉菌と悪玉菌の優勢なほうに味方しようと様子見をしている「日和見菌」もいます。水溶性の食物繊維は、すべての腸内細菌にとって好物となるエサです。では、悪玉菌の働きが活性化したらどうなるのでしょうか。

ここが水溶性食物繊維のすごいところです。水溶性食物繊維をエサにしていると、悪玉菌は異常な増殖を起こさないのです。しかも、身体によいことをしてくれます。病原菌が外から侵入してくるといち早く排除に働く番兵のような菌もいますし、私たちが食べた野菜や果物などからビタミンを合成する菌もいます。水溶性食物繊維をエサにしていると、悪玉菌と呼ばれる菌たちは、よい働きをする方向に活性化するのです。

一方で、善玉菌の働きもよくなります。こうなると、日和見菌はいっせいに善玉菌に味方をし始めます。結果、腸内フローラが良好に保たれるのです。

だからこそ、水溶性食物繊維は毎日とりたいのです。私は毎朝、「ネバネバ3兄弟」という料理を食べています。納豆1パックにネバネバ食品を2つ加えてよく混ぜ、ネバネバをたっぷり出したら、しょう油で軽く味つけするだけの料理です。これを毎日食べるだけで、腸もれの状態はよくなっていくでしょう。

オナラが臭くなったら、腸もれに要注意

腸内細菌の働き方は、自分の力でコントロールできます。その方法とは、食事です。毎日の食事で腸内フローラの状態はまるで違ってきます。それにともない、腸の粘膜の状態も変わってきます。

腸もれは、腸内フローラが悪玉菌優勢になると起こってきます。悪玉菌を異常に増殖させてしまう食事とは、第一に水溶性の食物繊維が少ないこと。次に問題になるのは、動物性の脂肪が多すぎる食事です。

悪玉菌は、動物性の脂肪が大好物です。油でギトギトの唐揚げやとんかつ、脂身たっぷりのばら肉、こってりしたスープのラーメン、生クリームがたくさんのスイーツ……。みなさんの大好物かもしれませんが、悪玉菌にとっても大好物です。この大好物をとっ

ていると悪玉菌は異常に繁殖し、腸内で腐敗物質をつくり出します。硫化水素やアミン、アンモニア、フェノール、インドール、スカトールなど毒性を有する物質です。**これらが腸内で発生すると、まずオナラが臭くなります。**大便も鼻につくようなにおいを放ちます。それらの腐敗物質が、腸の上皮細胞を傷つけ、細胞間の連結をゆるめ、腸もれを引き起こすのです。

腸もれが起こると、悪玉菌がつくり出した腐敗物質も血液内にもれ出します。それが全身の血管をめぐって炎症を起こし、動脈を傷つけて動脈硬化や高血圧の原因になっていきます。しかも、毛細血管を劣化させて毛細血管もれを起こせば、周辺の細胞を傷つけます。それががんの発生に関与していることもわかっています。

ただし、悪玉菌が腸もれの原因になるのは、腸内フローラのなかで優勢に立ったときです。それを起こしてしまうのが、動物性の脂肪が多すぎる食事です。

反対に防ぐのは、水溶性の食物繊維が豊富な食事です。水溶性食物繊維は、ネバネバ食材以外にも、**ワカメや昆布、ゴボウ、キャベツ、カボチャ、きな粉、アボカド、バナナ、コンニャク、もち麦、押し麦などにも豊富です。**

腸内細菌のつくる「水素」が細胞を若返らせる

腸内細菌が水溶性食物繊維をエサにしていると、その分解の過程で水素を発生させることがわかっています。

水素も、腸もれや毛細血管もれに重要な物質です。活性酸素を無毒化する作用が非常に強いのです。水素は、酸素と結びつくと水になります。しかも、物質のサビをもとに戻す「還元力」にも長けています。

よって、**腸内細菌が水素をたくさんつくり出し、それが体内をめぐるようになれば、活性酸素に害された腸の細胞や毛細血管を改善できるのです。**

しかも、酸化ストレスで老化した皮膚細胞や頭皮の細胞が水素を得れば、そこでも還元力が働きます。こうなれば肌や頭皮の状態が改善されます。肌も若々しくよみがえり、健康な髪も生えてくるでしょう。

水素のこの還元力を見込んで、水素水が大流行したことがありました。数年で市場規模は５００億円にも６００億円にもなったと報告されました。でも現在は、年々縮小しているといいます。消費者が願っているような効果を得にくいことが一因でしょう。

水素水が難しいのは、水素が抜けやすいためです。人工的に水に充填《じゅうてん》した水素は、工場で生産された直後から抜け始めます。また、栓を開けたらすぐに飲み干さなければ、水素がなくなってしまいます。それなのに、ほとんどの商品が高価です。ただ、認知症の改善効果を期待できることが実験によって確認されているのも実際のところです。

そこで最近では、高濃度の水素を吸入できる水素バーが多くなってきました。水素水を飲むより、その場で吸入したほうが、たしかに効率的です。実際、水素吸入すると、多くの人が毛細血管の状態がよくなることが確認されています。本書の担当編集長も水素バーを取材した際、専用のカメラで自らの毛細血管の改善を確かめたそうです。

ただ、私たちはこうしたものに頼らなくても、自分の腸内で水素をつくり出すことができます。そのために必要なのは、水溶性の食物繊維なのです。

注目の若返り成分「短鎖脂肪酸」を知っていますか？

腸もれと毛細血管もれを改善するには、次の3つが大事になってきます。

◎腸内フローラのバランスを整える
◎腸壁のバリア機能を回復させる
◎体内で起こっている炎症を抑制する

この3つを同時に実現できる成分があります。**「短鎖脂肪酸」**です。腸の働きをよくするとともに、免疫の力を上手にコントロールして、過剰な炎症反応が起こらないようにする作用を持っています。

短鎖脂肪酸も、腸内細菌によってつくり出されます。水溶性食物繊維やオリゴ糖をエサにしていると、腸内細菌は短鎖脂肪酸を産生するのです。

一方、短鎖脂肪酸は、発酵食品であるお酢にも含まれます。

よって、短鎖脂肪酸の体内量を増やすには、「お酢＋水溶性食物繊維」あるいは「お酢＋オリゴ糖」の組みあわせの料理がおすすめです。

「お酢＋水溶性食物繊維」のコンビで最良なのは、酢キャベツです。千切りのキャベツを軽く塩もみし、酢で漬けるだけの簡単料理です。キャベツには水溶性食物繊維のほかに、腸内をきれいに掃除してくれる不溶性食物繊維もバランスよく含まれます。しかも、胃腸の粘膜を整える栄養素も豊富です。酢キャベツを毎日１００グラム（小皿１杯分）食べるだけで、腸内環境はとてもよくなっていきます。冷蔵庫で保存すれば１週間はもちますから、つくり置きしておくと便利です。

「お酢＋オリゴ糖」のコンビでおすすめは、酢玉ネギです。玉ネギをスライスして保存容器に入れたら、お酢とハチミツ、塩を加えて軽く混ぜます。味つけはお好みでよいですが、塩は少なめがよいでしょう。これも多めにつくって冷蔵庫にストックしておき、サラダや冷ややっこ、ショウガ焼きなどに加えるととてもおいしいです。

酢キャベツと酢玉ねぎのつくり置きで、短鎖脂肪酸の生成量を増やしましょう。

腸によいものばかり食べすぎても、腸を悪くする

腸によい食事や生活などをたくさん紹介してきた私ですが、それゆえに、腸の調子が悪くなった時期がありました。腸の健康の重要性を広く伝えているのだから、自分の腸をもっと立派にしなければと、腸によいものばかりそろえて食べていたのです。

すると、おかしなもので、便通が悪くなったり、胃もたれを起こしたりする日が多くなってきました。「SIBO《シーボ》（小腸内細菌増殖症）」を起こしてしまったのです。

ＳＩＢＯとは、小腸のなかで腸内細菌がものすごい勢いで増えてしまう症状です。大腸には腸内細菌が約１００兆個いるのに対し、小腸内には約１０００億個です。小腸は、大腸のようにたくさんの細菌を受け入れられるようにはできていません。ところが、腸内細菌のエサになるようなものを大量に食べてしまったり、免疫力が低下していたりす

ると、大腸内の腸内細菌が小腸に上がってきてしまって、戻らなくなります。すると、小腸内でたくさんのガスを発生させ、腹痛やおなかのハリを起こしたりするのです。

ＳＩＢＯが生じると、小腸内に炎症が起こります。これも腸もれの原因になります。しかも、消化吸収がうまくいかなくなり、十分な栄養を全身に届けられなくなるのです。

私がＳＩＢＯを起こしてしまったのは、「腸をもっとよくしたい」と欲張ってしまったことが原因でした。どんなに身体によいものも、度を越えて食べすぎてはいけなかったのです。腸の健康を壊す最大の原因は、食べすぎです。**腸によいものも食べすぎれば腸にとって害になってしまうということです。**

この本を読んでくれている方のなかにも、食後、なぜかおなかがパンパンにはって痛く、困っている人がいるでしょう。その場合には、ＳＩＢＯを疑ってみてください。食べすぎが原因でなければ、日々の食事のなかに原因となる食品があるはずです。腸にどんな細菌がいるのかは、人によって異なります。そのため、何がＳＩＢＯの原因になるのかも、人によってだいぶ違ってくるのです。

１３８ページにＳＩＢＯの原因になりやすい食品を掲載しておきます。

SIBO（小腸内増殖症）を起こしやすい食品

野菜・イモ・ナッツ類	アスパラガス、カリフラワー、ニンニク、ニラ、ゴボウ、セロリ、マッシュルーム、玉ネギ、ネギ、豆類全般（納豆や絹豆腐なども）、サツマイモ、カシューナッツ、ピスタチオ、キムチなど
果　物	リンゴ、サクランボ、マンゴー、モモ、ナシ、プラム、スイカ、グレープフルーツ、アボカド、ドライフルーツなど
乳製品ほか	牛乳、カスタード、エバミルク、アイスクリーム、豆乳（全大豆）、コンデンスミルク、ヨーグルト、ミルクチョコレート、プロセスチーズなど
肉・卵	ソーセージなど
パン・シリアルなど	小麦、ライ麦、大麦原料のパン、朝食用シリアル、ビスケットほかスナック類など
調味料	ハチミツ、ソルビトール、キシリトールなど

上記の食品を一度にたくさんとると、腹痛やおなかのはりを起こしやすくなることがあります。おなかがパンパンにはって痛くなったときには、前の食事で何を食べたかよく観察してください。原因として思いあたる食品があれば、腸によい食品でも2～3週間は食べるのを休み、炎症がおさまるのを待ちましょう。

「骨のスープ」で腸の穴をふさぐ

83ページのチェックシートを試してみて、腸もれの可能性が高かった人に、もう一つ、食べてほしい料理があります。「骨のスープ」です。

私も腸の調子が悪いなと感じたら、すぐに骨のスープを食べるようにしています。

肉や魚の骨や軟骨、骨周辺の肉には、良質のたんぱく質やアミノ酸がたっぷり含まれています。コラーゲンやプロリン、グリシン、グルタミンなどです。これらは、腸の上皮細胞や毛細血管の細胞の再生において、非常によい材料になってくれます。それが、骨をグツグツと煮出すことで、しみ出してくるのです。

つくり方は簡単です。以前、わが家は豚骨や鶏ガラを買ってきて、大きな鍋で半日グツグツ煮ていました。でも、おいしいスープをつくるには骨をていねいに洗うなどの下処理が必要で、少々面倒です。

そこで最近は、手羽元や手羽先、豚足などをよく使います。これらの骨つき肉をたっぷりのお湯で根菜や玉ネギ、ショウガ、ニンニクなどと一緒にトロトロになるまで煮て、スープをつくるようになりました（SIBOの人は、玉ネギとニンニクの量を加減しましょう）。ローリエ（月桂樹）と鷹の爪を入れると、より風味豊かにできあがります。

骨のスープもつくり置きできます。わが家は夫婦二人暮らしですから、だいたい3回分ほどつくり、1回分ずつ大きめの保存容器に入れて冷蔵庫に入れておきます。骨のスープをつくったら、2～3日に1回、夕飯に食べます。**体内の修復作業は睡眠中に行われるので、良質なたんぱく質は夜にとりたいのです。**

味つけはその日の気分で変えます。しょう油を入れて和風スープにしたり、味噌を溶かして豪華な味噌汁にしたり、カレー粉を入れてスパイシー味にしたり、塩コショウだけでシンプルにいただいたり、いろいろです。これだけで夕食のすてきな一品になります。

腸もれを起こしているときには、この骨のスープをだいたい3～4セット続けると、腸の状態も皮膚の状態もよくなってきたと感じることができるでしょう。

美肌づくりには、煮魚がよい

コラーゲンは皮膚を形成する主なたんぱく質です。皮膚の約70パーセントがコラーゲンからつくられています。この成分が皮膚でしっかり機能していると、ハリと弾力のあるみずみずしい肌がつくられます。

こうしたことから、「コラーゲン入り」を名のるスキンケア剤が多く売られています。しかし、コラーゲンそのものは粒子が大きいため、肌に直接塗っても奥まで浸透することがありません。保湿には役立つかもしれませんが、肌を根本から正していく力にはならない、ということです。

肌のコラーゲン量を増やすには、食事からとることです。

コラーゲンを含むものを食べると、腸のなかでアミノ酸に分解されます。アミノ酸は体内に吸収されると、必要とされている部位に届けられます。そこで、新たにたんぱく質に合成されます。体内に存在するたんぱく質の種類は、2万種以上あるとされます。よって、**コラーゲンをとったからといって、そのままコラーゲンに再合成されるとは限りません。でも、コラーゲンの合成に使われるアミノ酸の種類は、食品のコラーゲンにすべてそろっています。ですから、食べものからとると効率的なのです。**

ただ、人間の身体とはよくできていて、生命活動に必要なところから優先的に栄養素が送られるようになっています。これも命を守るシステムの一つです。このシステムから考えると、生命活動からもっとも遠い臓器である皮膚は、栄養素が回されるのも最後になります。腸の上皮細胞や毛細血管などは、生命に直結する働きをしているので、優先的に栄養素が回されます。よって、肌に潤いとハリがあるということは、腸や毛細血管のコラーゲンが充足していることを表すのです。

コラーゲンは魚の皮にも豊富です。ここを捨ててしまうのはもったいない。焼き魚にすると焦げやすい部分ではありますが、上手に料理して皮まで食べきるようにしましょう。おすすめは、煮魚です。これもコラーゲンの摂取量を増やす賢い一手です。

活性酸素の害を消すには、鍋料理を汁ごと食べる

腸の細胞や毛細血管は、酸化によって大きなダメージを負うことはお話ししました。活性酸素を大量に発生させやすい現代社会に生きる私たちは、**フィトケミカル**を意識してしっかりとることも、若々しさと健康を守るために大切なことです。

フィトケミカルの「フィト」とはギリシャ語で植物、「ケミカル」は化学物質の意味です。つまり、植物性の化学物質という意味。具体的には、「色み」「香り」「辛み」「苦み」の成分です。この４つが際立っている野菜や果物に、強力な抗酸化作用があります。ワカメなどの海藻類やキノコ類にも、すばらしいフィトケミカルが含まれています。

フィトケミカルとは植物性の抗酸化成分の総称で、その種類は確認されているだけで約１０００種以上もあると推計されます。すべての最大の効能は抗酸化作用ですが、そ

れぞれ違った健康作用も持っています。ですから、さまざまなフィトケミカルを毎食とるよう心がけると、健康増進を多角的に行えることになります。その方法として簡単なのが**「赤・橙・黄・緑・紫・黒・白」というレインボーカラーを1日の食事のなかでそろえること**。同じ色のフィトケミカルには、同じような健康作用があるからです。

では、どうすると簡単にレインボーカラーの野菜や果物をそろえられるでしょうか。たとえば、朝食にプチトマトとブロッコリー、酢キャベツ、ミカンを食べたら、昼には酢玉ネギとレモン水をとる。休憩時には緑茶やコーヒーを飲み、夜にはナスと大根、ニンニクを料理に使う。こんなことで、さまざまなフィトケミカルを摂取できるのです。

なお、フィトケミカルは、皮や茎の部分に豊富です。ですから、野菜はできるだけ丸ごと食べましょう。残留農薬が心配ならば、しっかり水洗いをすることです。

さらに効率よく摂取するには、熱を加えることです。フィトケミカルは植物の細胞と細胞膜のなかに存在します。加熱して細胞膜を壊してあげると、摂取しやすくなります。ただし、野菜を煮ると煮汁にもフィトケミカルが溶け出します。ですから、スープや味噌汁、鍋料理などをつくったら、汁まで飲みきることが大事です。

レインボーカラーのフィトケミカルと健康効果

色	成分	多く含まれる食品	期待できる健康効果
赤	リコピン	トマト、スイカ、グレープフルーツ（紅肉種）など	動脈硬化予防、がん予防、アレルギー対策など
	カプサイシン	唐辛子、赤パプリカなど	がん予防、動脈硬化予防、善玉コレステロールの増加など
	レスベラトロール	赤ブドウ、赤ワイン、ピーナッツの渋皮など	細胞の酸化予防、血流改善、血糖値の調整、生活習慣病予防など
橙	プロビタミンA	カボチャ、ニンジン、ミカン、メロン（赤肉種）など	皮膚や粘膜細胞の再生、がん予防、コレステロールの調整など
	ゼアキサンチン	パパイア、マンゴー、ブロッコリーなど	網膜の保護、白内障予防、がん予防など
黄	フラボノイド	玉ネギ、レモン、かんきつ類、イチョウ葉など	毛細血管の血管壁の補強、高血圧予防、前立腺炎の改善など
	ルテイン	トウモロコシ、ゴールドキウイ、カボチャ、菊の花など	目の組織の老化予防、肺機能の向上、動脈硬化予防、がん予防など
	クルクミン	ウコン（ターメリック）、カレー粉など	抗炎症作用、肝臓の保護、消化不良の改善、美肌効果など
緑	クロロフィル	ホウレン草、モロヘイヤ、ピーマン、ニラ、パセリ、オクラなど	コレステロールの調整、消臭・殺菌効果、がん予防など
紫	アントシアニン	ベリー類、ナス、赤ジソ、黒豆など	目の疲労回復、白内障予防、肝機能の保護、高血圧予防など
黒	クロロゲン酸	ゴボウ、ジャガイモ、バナナ、ナス、コーヒーなど	発がん性物質の生成抑制、血糖値の調整、ダイエット効果など
	カテキン	緑茶、柿、赤ワインなど	がん抑制、虫歯予防、殺菌作用、ダイエット効果など

マイタケとシイタケが血管の劣化を抑える

血管を劣化させる物質の一つに、カルシウムがあります。

本来、カルシウムは、骨や歯の形成だけでなく、生命の維持や健康増進にも重要なミネラルです。ほとんどは骨や歯にありますが、約1パーセントだけは筋肉や神経、体液に存在しています。このカルシウムは、人体の生命活動に直結する役割を担っています。

そのため、1パーセントのカルシウムがわずかでも減っては大変です。量が減れば、すぐにSOS信号が発せられ、骨から血液中にカルシウムが溶け出してきます。

ところが、1パーセントのカルシウムが満たされたのちも、カルシウムの溶出が止まらないことがあります。こうなると、血管の劣化が進むことになります。余剰分のカルシウムが血管壁に付着して弾力を失わせてしまうのです。弾力を失った血管は傷つきやすくなります。これが動脈で生じれば動脈硬化や高血圧の原因になりますし、毛細血管で生じれば毛細血管もれを起こす原因になってきます。

しかも、骨からカルシウムが必要以上に溶け出すことが頻繁に起こると、そのぶん骨が弱くなり、骨粗しょう症のリスクも高まってしまいます。

この状態を防いでくれる食品はキノコ類です。とくにマイタケとシイタケを食べましょう。マイタケとシイタケにはビタミンDが豊富です。ビタミンDには、カルシウムの吸収を助ける働きがあります。血液中によぶんなカルシウムがめぐってしまっても、ビタミンDが十分にあれば、カルシウムがきちんと吸収され、血管にたまらずにすむのです。

なお、ビタミンDは日光を浴びることでも、皮膚で合成されます。紫外線を恐れてまったく日を浴びないとビタミンD不足になるので、注意が必要です。

ほかにも、キノコ類にはβ－グルカンというフィトケミカルが豊富です。非常に抗酸化力が強いうえ、免疫力を高めたり、血糖値の上昇を抑えたり、血圧を下げたりする作用があるとわかっています。β－グルカンは、どのキノコを食べても得ることができます。水溶性なので、干しシイタケのもどし汁や煮汁なども残さずとるようにしましょう。

腸の動きをよくするため、小魚をもっと食べよう

カルシウムは腸内でも重要な働きをしています。腸の蠕動《ぜんどう》運動を活発にするのです。

蠕動運動とは、腸管が「ゆるんでは縮み」をくり返しながら、内容物を前へ前へと押し出していく動きのことです。これによって小腸では消化吸収がよくなり、大腸ではよぶんな水分を吸収して大便がつくられていきます。蠕動運動がリズミカルにあってこそ、腸はすべての働きを完璧に行えるのです。

ですから、カルシウムは毎日きちんととることです。蠕動運動がリズミカルに行われると便通もよくなるので、便秘症の人はなおのことカルシウムの摂取を心がけましょう。

カルシウムは干しエビやシシャモ、チリメンジャコ、シラスなどの小魚に豊富です。野菜にも含まれます。たとえば、小松菜やモロヘイヤ、菜の花、チンゲン菜、大根の葉

などです。ゴマや切り干し大根、ヒジキにも豊富です。さらに、豆腐や生揚げなどの大豆食品にも含まれます。カルシウムの含有量でいうと、絹豆腐よりも焼き豆腐や木綿豆腐、高野豆腐のほうに多くなります。

では、牛乳やヨーグルトはどうでしょうか。**乳製品にもカルシウムは豊富です。**ただし、日本人は乳製品に含まれる乳糖という糖質を消化する酵素の少ない人や、カゼインというたんぱく質にアレルギー反応を起こす人が多くいます。牛乳を飲むと、おなかがゴロゴロ鳴って腹痛を起こすタイプです。こうした人は、乳製品をとることで小腸に刺激を与えて腸もれを起こす原因になるので、無理に飲まないことです。

なお、カルシウムの摂取上限は１日２５００ミリグラムとされています。これ以上とると、多すぎるカルシウムが血管壁を傷つけると心配されます。

ただ実際のところ、食事からカルシウムの摂取を心がける場合、この摂取上限を超える心配はほぼありません。食品に含まれるカルシウムは、腸からの吸収率が低いためです。だからこそ、毎日意識してとることが大事です。サラダやお浸しなどには必ずゴマと小魚を振りかけるだけでも、摂取量を大きく増やせるでしょう。

硬水を毎日1リットル飲むだけで、心筋梗塞を防げる

血管を健康に保つには、マグネシウムも大事です。

マグネシウムには、余剰分のカルシウムを排出する働きがあるからです。そのため、マグネシウムを摂取すると、カルシウムが血管を劣化させる心配がなくなります。

マグネシウムのこの働きは、とても大事です。心臓にはたくさんの細い血管が張りめぐらされています。その血管に血栓（血の塊）が詰まって起こるのが心筋梗塞です。こうした**心臓病の発症には、マグネシウム不足が深く関与していると考えられています**。

マグネシウムは、海苔やワカメ、ヒジキ、昆布などの海藻類に豊富です。納豆や油揚げ、シラス、イワシ、アサリなどにも多く含まれています。

つまり、海藻や小魚、納豆を日常的に食べていれば、マグネシウムが不足する心配は

ありません。しかし、洋食や買ってきた弁当、惣菜をとる機会が多くなると、マグネシウムの摂取量が著しく減ってしまいます。しかも、そうした食事はカルシウムの摂取量も減らしてしまうのです。

これを手軽に補う方法があります。それは、**硬度の高い天然水を飲むことです**。

硬度とは、水に含まれるカルシウムとマグネシウムの量を数値化したものです。硬度の高い水ほど、これらの含有量が多いことになります。ＷＨＯ（世界保健機関）は１２０㎎／Ｌ以下を軟水、それ以上を硬水と定めています。

一方、天然水とは、雨や雪が長い年月をかけて地層にしみ込み、水中のゴミや汚れを地中深くの地層によってろ過し、それとともに地層内のミネラルを吸収してわき出る自然の水のことです。

硬度の高い天然水がカルシウムやマグネシウムの補給によいのは、水和《すいわ》イオンの形で存在しているからです。食品中のミネラルはさまざまな化合物となっていて吸収率が落ちます。一方、**天然水に含まれるミネラルは、イオン化されているため、ほぼ１００パーセント吸収できるのです**。私も硬水を毎日１リットルは飲んでいます。

小腸粘膜の栄養源は「生卵」と「刺身」からとる

腸もれの改善には、小腸の上皮細胞の栄養源を積極的にとることも大事です。

小腸の上皮細胞は、グルタミンというアミノ酸を栄養源にしています。細胞の正常な生まれ変わりをうながし、腸壁を強固につくるには、グルタミンが欠かせません。

ところが、人がストレスを強く感じると、体内で多くのグルタミンが消費されてしまいます。このアミノ酸は、本来、人体で合成できる栄養素なのですが、過度のストレスを負ってしまうと、小腸内で十分な量を使えなくなるのです。

ですから、小腸に十分な量を供給するには、食事からとることが大事です。

では、何を食べるとグルタミンを摂取できるでしょうか。

グルタミンは、生肉、生魚、卵に多く含まれます。でも、生肉は食中毒の問題があり、食べられません。一方、生魚は食べられます。私も小腸を元気にするために、週に３回は刺身を食べます。

卵も生で食べることです。グルタミンは熱と酢に弱いという性質を持っています。小腸のために卵を食べるならば、生卵がおすすめです。味噌汁に落としたり、納豆とあえたりすると、おいしくいただけるでしょう。

また、「長イモの生卵あえ」もおすすめです。拍子木切りにした長イモと生卵、しょう油適量をあえ、上から海苔を刻んで散らしたらできあがり。すべて腸を元気にする食品で、簡単につくれます。

なお、**「卵を食べるとコレステロール値が上がる」と心配する人もいるでしょう。これは、間違った情報です。**コレステロールは細胞膜や脳細胞、性ホルモンの材料になる脂質です。**「コレステロールは少々高めが長生き」**ということもわかっています。生命の維持に重要な物質であるため、約８割が肝臓でつくられているのです。それゆえ、**食事からとる量にはあまり影響されません。**実際、１日に卵を５〜６個食べても、コレステロール値は上がらないとも報告されています。安心して食べましょう。

毛細血管を活性化する「カレー鍋」

フィトケミカルや食物繊維を十分に摂取するには、鍋料理がおすすめです。

フィトケミカルは、煮込むことで摂取しやすくなることはお話ししました。

食物繊維も、煮込むとたくさんとることができます。野菜は、多くが水分でできているため、生のままではたくさん食べることができません。ですが、加熱すると水分が抜けてカサがグッと減り、そこに含まれる食物繊維をそのままとれるのです。

私も週に1回は鍋料理を食べて、腸と毛細血管の健康増進に励んでいます。

最近のおすすめは、カレー鍋です。

具材は、基本、冷蔵庫にある野菜をなんでもたっぷり入れます。白菜（もしくはキャベツ）、ネギ、ニンジン、もやしなどが定番でしょうか。そこに、キノコをふんだんに加えます。キノコはいろいろな種類を食べやすい大きさにして、保存用袋に入れて冷凍していきます。キノコは冷凍することで、グアニル酸やグルタミン酸、アスパラギン酸などのアミノ酸が増えるのです。鍋にも冷凍キノコを使うとおいしくなります。

肉は、鶏肉でも豚肉でもよいでしょう。骨つき肉を使えば、腸もれの改善によりよい料理になります。肉のかわりに、タラなどの魚を使うのもおすすめです。

味つけは、カレー粉を使います。カレー粉には、ウコンやシナモン、コリアンダー、クローブ、カルダモン、ナツメグなどさまざまなスパイスが含まれます。そのスパイスの一つ一つに、強力な抗酸化作用を持つフィトケミカルが含まれているのです。

しかも、**カレー粉には食品添加物が含まれません。一方、市販のカレールウには多くの食品添加物が使われています。**腸と毛細血管を健康にするための鍋ですから、できる限り腸を傷つけるものは排除しましょう。

味は、しょう油やみりん、味噌などで整えましょう。昆布だしを使うとよりおいしくなります。さらに豆乳を加えればコクも出ますし、イソフラボンも摂取できます。イソフラボンは女性ホルモン様の働きをするので、女性はとくに摂取したい栄養素です。

ときには肉をガッツリ食べることも健康長寿には必要

私が糖質制限を始めて、もう20年近くになります。そのときから続けている健康法があります。それは、**週に2回ステーキを食べる**、という方法です。

「ステーキを食べることが、健康法になるのか？」と驚かれる人は大勢います。でも、ときには肉をガッツリ食べることも、健康長寿のためには必要です。

糖質制限を行うと、エネルギー源となるブドウ糖が入ってこなくなるため、身体は脂肪をケトン体に変え、エネルギー源にします。これによって体重が落ちます。ただ、身体によぶんな脂肪がなくなると、今度は筋肉などを壊してたんぱく質をエネルギー源に変えるようになるのです。

こうなると、せっかくのがんばりがアダとなり、健康を壊すもとになってしまいます。

ですから、糖質制限を始めたら、たんぱく質と脂質をほどよくあわせ持つ肉をしっかり食べることが大事になるのです。

ただし、動物性の脂質は、悪玉菌の大好物でもあります。毎日のように大量に食べてしまうと悪玉菌優勢の腸をつくってしまい、腸もれを引き起こす原因になります。これを防ぎつつ、身体が欲するエネルギーを与えるには、週に2回のステーキがちょうどよいのです。**週に2回程度ならば、腸内フローラを乱す心配もありません。**

ステーキにする肉は、好きな種類を使うとよいと思います。いずれの肉にも、身体が欲するようにたんぱく質が含まれます。「ステーキというと牛肉」と考える人がいますが、私は高価な牛肉だけでなく、豚肉や鶏肉も大好きです。

なお、ステーキを焼くときに使っていただきたい調味料があります。それは「ヒハツ（ヒバーチとも）」です。ヒハツはコショウの原種ともいわれ、コショウと同じように使うことができます。コショウよりも、ほんのりとあまい風味を持つのも特徴です。沖縄では「ピパーチ」などの名で、一般的に使われるスパイスです。このスパイスには、毛細血管を丈夫にするTｉｅ2を活性化する働きがあると報告されています。

第5章
毎日の生活習慣が「若々しさ」を決める

温めることで足の壊疽《えそ》が改善した

私は年に数回、名古屋で行われる日本予防医学会で講演を行います。そのフォーラムで、以前、一人の男性に出会いました。

60代のその男性は、健康を害したことがきっかけで、足に壊疽を起こし始めていました。もともと健康情報には関心が高く、「健康増進は足もとから」と足もみや足つぼマッサージなどを自ら実践していました。でも、もしかしたらそれが足に傷をつけ、病気をきっかけに壊疽を起こすもとになったのではないか、とのことでした。

男性は、日本予防医学会のフォーラムに参加するようになり、**身体を温める大事さ**を学びました。以前から冷え性で、冬は手足が冷えて、夜もなかなか寝つけなかったといいます。それが、フォーラムで紹介した温熱効果に優れた塗布剤を毎日足に塗っていたところ、足がポカポカと温まり、冷え性が改善されていきました。それとともに足の壊疽もよくなって、きれいな皮膚に生まれ変わっていったのです。

この温熱療法を始めて3カ月後には、足の壊疽が消え、冷えもすっかりとれ、健康をみるみるとり戻していきました。

あなた自身の手足はどうでしょうか。ヒンヤリしていないでしょうか。

手足などの末端が冷えているのは、血液が十分に届いていないことを表します。 血流が滞れば、細胞の生まれ変わりに必要な栄養や酸素も不足してしまいます。こうなると、皮膚は新しい細胞を満足に再生できず、皮膚症状の悪化を引き起こします。

さらに**冷えが全身に広がれば、臓器の働きを悪化させます。** 血液中を流れる免疫細胞の働きも悪くなり、がんやアレルギーなどの病気を引き起こす原因になります。しかも、糖尿病や動脈硬化症などの生活習慣病を進行させることにもなるのです。

ではなぜ、冷えは起こるのでしょうか。一因は、たくさんの毛細血管がゴースト化していることにあります。反対に身体を温めれば、血流がよくなって、毛細血管にまで血液をしっかりと送り、血管新生をうながすことができるのです。

夜に眠らない生活がゴースト血管を増やす

ゴースト血管から健康な毛細血管を再生させるには、生活改善も重要です。毛細血管を新たにつくるには、自律神経の働きが深く関与しているからです。

自律神経とは、生きるための基本的な働きを調節する神経です。心臓を動かし、呼吸を整え、体温を調節し、食べものを消化し、排泄をうながすなど、主に内臓の機能を整える働きを担っています。

自律神経は2つの神経の拮抗《きっこう》によって成り立っています。1つは、心と身体を活動的にする交感神経であり、もう1つは、リラックスによって心身を休息させる副交感神経です。自律神経は、この2つのバランスによって働きを活性化させます。

近年、生活のリズムがめちゃくちゃになっている人が多くなっています。夜遅くまで起きていて、お昼近くまで寝ている。こんな生活を送っていると、自律神経のバランスはとたんに乱れます。

なぜなら、活動時に優位になる交感神経は日中に活性化し、日没とともに休息の副交感神経が働きだすというリズムを、自律神経が持っているからです。それにもかかわらず、**夜も活動して緊張状態を続けてしまうと、交感神経が過剰に亢進し、副交感神経の働きがにぶってしまうのです。**

こうなると、毛細血管が新生されなくなります。**毛細血管は、夜間、副交感神経が優位の状態でつくられるからです。**ですから、夜はリラックスして副交感神経が優位な状態をつくり出すことが大事なのです。ところが、就寝の直前まで交感神経をたかぶらせて、その状態から睡眠に入ってしまうと、自律神経のバランスが乱れたままになってしまい、毛細血管の新生を満足にうながせないのです。

実際、朝に起床して夜は眠る規則正しい生活を送っている人と、昼に眠って夜に活動する夜型の人を調べた研究では、夜型タイプの人は毛細血管を再生させるホルモンの分泌量が著しく少ないことがわかっています。

入浴中の軽いストレッチで血管新生をうながす

毛細血管の修復を活発化させるためには、夜間、何をするとよいでしょうか。

いちばん大事なのは、リラックスする時間を意識して設けることです。

おすすめは、入浴です。心身をリラックスさせ、交感神経優位から副交感神経優位へと自律神経のスイッチを切り替えるには、入浴がよいのです。

ポイントは、ほどよい温かさのお湯にじっくりつかること。お湯が熱すぎると、その刺激で身体が緊張し、交感神経が興奮してしまいます。反対に、お湯がぬるすぎても身体がなかなか温まらず、リラックスを得られません。お湯の温度は38〜40度がよいとよくいいますが、その人の体温や外気温によって、お湯の感じ方はまるで違ってきます。

ですから、その日、自分にとって心地よい温度のお湯にゆったりとつかること。20〜

30分ほどお湯につかっていると、身体がジワジワと温まってきて、それとともに心身が心地よくリラックスしてきます。これが副交感神経の活性化してきた合図です。

そのとき、ちょっとだけ身体を動かしましょう。**軽いストレッチをすることで、血流がますますよくなり、睡眠中の毛細血管の新生によい影響をもたらすことができます。**

まずは、肩甲骨を動かすように肩を回しましょう。肩甲骨をよく動かすと全身の血流がよくなります。

次に、顔を左右に向けたり、首を前後に倒したり、頭を回したりします。首の筋肉をほぐすことも、肩こりの解消と全身の血流促進に効果的です。

さらに、両手を閉じたり開いたりをゆっくりくり返してください。グーパー、グーパーと手の筋肉を動かすことで、末端の毛細血管を刺激できます。

同時に、足の指も手と同じようにグーパー、グーパーさせましょう。足の指が柔軟に動くようになると、毛細血管の新生だけでなく、足指の筋肉が強化されて転倒予防にも役立ちます。こんな運動を入浴中にするだけで、毛細血管の新生をサポートできますし、冷え性も改善できるのです。

寝る前にスマホを使うと毛細血管をダメにする

よい睡眠は、高かった体温が下がってきたタイミングで訪れます。そのときに布団に入ると、良眠を得やすくなります。それを考えると、入浴は就寝時間の1時間前がちょうどよいことになります。

睡眠の質を高めることも、健康な毛細血管を増やすうえで大事です。睡眠中に分泌される成長ホルモンには、日中に損傷された細胞を修復する働きがあるためです。

成長ホルモンは、背を伸ばすなど、子どもの成長に欠かせない分泌物と知られています。でも、これが必要なのは大人も同じ。成長ホルモンには、細胞の修復をうながす作用があります。これによって毛細血管の細胞も修復され、細胞間の密着の強い血管壁が築かれます。

また、全身の細胞に作用してたんぱく質を合成し、骨や筋肉を成長させる作用もあります。そのため分泌量が減ると、骨が弱くなって骨粗しょう症になりやすくなります。筋肉量も減るので、太りやすく、疲れやすい身体がつくられてしまいます。また、皮膚細胞の修復にも大事な働きをしているので、分泌が滞れば、肌の老化がひどくなります。

では、どうすると分泌をうながせるでしょうか。

このホルモンの特徴は、寝入ってからまもなく訪れる、もっとも深い眠りのなかで多く分泌されることです。このとき睡眠の質が高いと、成長ホルモンの分泌量も増やせて、毛細血管の修復を増進できるのです。

近年、不眠症に悩む人が増えています。原因の一つに、ブルーライトがあります。スマートホンやパソコンなどから発せられるこの強いエネルギーを持った光は、目の角膜や水晶体で吸収されず、網膜まで到達するとされます。そんな強烈な光を目と近距離で浴び続ければ目は疲れ、脳は覚醒します。そのため、寝る直前までブルーライトを浴びてしまうと寝つきが悪く、深い睡眠も得にくくなるのです。健康な毛細血管を増やしたいならば、**就寝2時間前には、スマホやパソコンの使用をやめましょう**。

熟睡できないのは、日中の運動量がたりないから

交感神経は日中に活性化し、副交感神経は夜間に活性化します。

このリズムの振幅《しんぷく》の差が大きくなるほど、自律神経の働きは活性化します。交感神経と副交感神経は拮抗して働いていて、夜間の副交感神経を優位にするには、日中にどれだけ交感神経を活性化できるかも重要になります。

つまり、**夜に副交感神経をおおいに働かせて熟睡を得るには、日中の活動量を増やして交感神経をしっかり働かせることです**。反対に、夜によく眠れないというのは、日中の運動量がたりていないのかもしれません。

日中に運動をして交感神経を活性化すると、血流がよくなり体温が上がります。冷え性の改善にも、交感神経優位の時間帯での運動が重要です。

厚生労働省も生活習慣病対策に「1に運動、2に食事、しっかり禁煙、最後にクスリ」というスローガンを掲げています。健康増進には、薬以上に運動が必要ということです。とはいえ、「運動が大事なのはわかっているけれど、なかなか続けられない」という人も多いのではないでしょうか。

運動を継続できない人には、大きな特徴があります。高い目標を設定しているか、高い目標を立てなければ効果がないと思い込んでいるか、のどちらかです。たとえば、「健康増進のために毎日ウォーキングを1時間する」と決めてから運動を始めたとします。3日目まではがんばれても、4日目にウォーキングに出かけられない理由ができてしまったとします。すると、5日目にリスタートするのが億劫《おっくう》になってしまうのです。「毎日1時間、ウォーキング」という高いハードルがストレスに感じられてしまうからです。「ストレスを感じるものから逃げる」というのは、人の本能であり、当然の衝動です。

だとするならば、**目標をつくらず、その日できることをしてはどうでしょうか**。私は、スクワットや四股《しこ》踏み、ストレッチ、筋トレ、ラジオ体操などをよくやりますが、すべてを毎日やるわけではなく、その日の気分でやりたいものを実践しています。

朝日と朝食で体内時計をリセット

自律神経のバランスを整えるには、とくに朝の時間が大事です。

私たちには、身体のさまざまな生体リズムを調節する「体内時計」が備わっています。この体内時計は、個人差があるものの、おおむね24時間10分でリズムを刻んでいると考えられています。

一方、私たちの生活は、きっちり24時間で進められています。体内時計と実生活には、およそ10分もの差があるのです。この差は、何もしないと、毎日約10分ずつずれていってしまいます。こうなると、自律神経の働きも乱れていきます。

では、体内時計をリセットするにはどうするとよいでしょうか。

一つは、起床後、外に出て朝日を浴びることです。

体内時計は、皮膚や肝臓、心臓、血管などあらゆる部位にそれぞれ備わっていることがわかってきました。そのなかで、身体中の体内時計に指令を出す、メインの体内時計があります。それは、脳の視床下部の「視交叉上核《しこうさじょうかく》」に備わっています。朝日を浴びると、太陽の光の情報が、目の網膜を介して視交叉上核に伝えられます。すると、その部分の体内時計がリセットされてすぐさま情報が全身に伝えられ、各部の体内時計もリセットされるのです。朝起きたら外に出て光を浴びながら、深呼吸をくり返すと、なおよいでしょう。

もう一つのリセット法は、朝食です。

朝日は天気が悪いと浴びることができません。でも、朝食は自分しだいで毎日とることができます。朝食をとると腸が動きます。腸と自律神経は密接に関係し、互いに影響しあっています。腸内フローラのバランスが整えば自律神経も整いますし、食事をとって腸を動かせば自律神経の働きも活性化します。

自律神経を整えるうえで大事なのは、朝食をとる時間を毎日ほぼ同じにすることです。食事が腸の時計をリセットし、体内時計のずれを正してくれるのです。

大きな歩幅で歩き、下半身の筋肉を増やす

最近、「ロコモティブシンドローム（運動器症候群）」という言葉をよく耳にします。加齢にともなう筋力の低下や生活習慣などにより、足腰の機能が衰え、要介護の程度やそのリスクが高くなった状態を表す言葉です。

もう一つ、社会の超高齢化が進むなかで問題になっているのは「サルコペニア肥満」です。加齢による筋力低下を「サルコペニア」といいます。ここに肥満があわさると、骨折や転倒をしやすくなり、すぐに介護が必要な状態になりやすくなるのです。

日本で介護が必要になる原因の1つ目は「脳血管疾患」「心疾患」「糖尿病」「がん」などの生活習慣病、2つ目は「高齢による身体の弱体化」と「骨折、転倒」などの運動器疾患です。これらが要介護の大部分を占めています。このことから、できる限り長く

健康寿命をのばすためには、生活習慣病と運動器疾患の予防が重要なカギとなります。それには、ロコモティブシンドロームとサルコペニア肥満を防ぐことが大事です。

では、どうすればよいでしょうか。**筋肉を増やすことです。**筋肉は年齢がいくつになっても増やせる臓器です。90歳を超える人であっても、筋肉トレーニングをすることで、筋量や筋力が改善されることは、科学的に証明されています。

とくに毛細血管を増やすには、下半身の筋肉を増やすことです。ふくらはぎは第二の心臓ともいわれるように、足の筋肉にはポンプの役割があります。このポンプをしっかり働かせることで、心臓の働きをサポートできますし、血流もよくなります。

おすすめの方法は、**歩く際に歩幅を大きくすることです**。できるだけ歩幅が大きくなるよう意識して歩くだけでも、足の筋量を増やすことができます。しかも、認知症予防にもなります。東京都健康長寿医療センター研究所の報告によれば、男性では速い歩いたときの歩幅が、女性では通常に歩いたときの歩幅が、それぞれ狭い群では広い群より認知機能低下のリスクが約４倍、５倍と大きくなったとのことです。歩幅を大きく歩くだけなら、今日からでも実践できます。ぜひ習慣にしましょう。

朝の通勤時に「インターバル速歩」で血管を鍛える

自律神経のバランスを整えつつ、筋肉を増強して血管を鍛えるには、心拍数がふだんの1・5倍上がる程度の運動が最適とされています。ほんの少し息が上がる程度の「ほどほどの運動」で十分ということです。反対に、ジョギングなど呼吸数が荒くなるような激しい運動は、活性酸素の発生量を増やし、毛細血管にダメージを与えてしまいます。

そこでおすすめなのは、**インターバル速歩です**。信州大学大学院の能勢博教授が提唱したウォーキング法です。「ゆっくり歩く」「速く歩く」を約3分ずつくり返し、速歩が合計15分以上になるよう実践し、週に4回以上行います。平日は忙しくてできないならば、週末にまとめて速歩が合計60分以上になるよう歩いても、同じような効果を得られるとのことです。速歩の際、歩幅を大きくするよう意識すると、なおよいでしょう。

アメリカのスポーツ医学会は、個人の最大体力の60〜80パーセント程度の運動を、１日20分以上、週３回以上行うことをすすめています。インターバル速歩で行う速歩は、最大体力の70パーセント以上にあたるとされます。

能勢教授によれば、インターバル速歩を５カ月間行うと「体力が最大20パーセント増加」「生活習慣病指標が20パーセント改善」「医療費が20パーセント抑えられる」ということです。能勢教授はこれを「20パーセントの法則」と呼んでいます。

しかも、速歩の間に、運動強度の弱いゆっくり歩行を入れることで、呼吸数を著しく多くする心配もなく、活性酸素の発生量も抑えられます。一方、足をしっかり使って歩くので、**血流がよくなって、ゴースト血管の新生にも役立ちます**。心肺機能も向上し、筋力もつき、脂肪燃焼効果も期待できるのです。

このインターバル速歩のよいところは、日常生活に組み込みやすいことです。方法が簡単なのです。たとえば、通勤などで駅まで歩く際にも気軽に実践できます。買い物で外出するときでもよいでしょう。毎日あたりまえにしていることも、自分しだいでトレーニングにできるのです。

腹式呼吸をすると腸の動きがよくなる

腸の働きを活発にして、細胞の生まれ変わりをうながすには、呼吸のしかたを変えるという方法もあります。

呼吸には、胸、つまり肺を使う胸式呼吸と、おなか、つまり横隔膜を使う腹式呼吸があります。毛細血管の健康には、横隔膜を使った腹式呼吸を意識することです。細胞の生まれ変わりに必要な酸素を十分に行きわたらせられるからです。腹式呼吸は、胸式呼吸と比べて呼吸数は少なくなりますが、酸素をたっぷりとり込むことができるのです。

反対に、浅い呼吸は血行が悪くなって代謝が落ち、むくみや便秘などの不調の原因になります。自律神経のバランスも崩れやすく、倦怠感や不眠、頭痛などの不調が生じたり、免疫が低下したりします。

私がふだんの呼吸に意識を向けるようになったのは、日野原重明先生の言葉がきっかけでした。日野原先生と定期的に仕事をご一緒していたおかげで、お会いするたびに健康についての話を多くうかがいました。その一つに呼吸がありました。

日野原先生はとくに**「息を吐くことの大切さ」**を強調されました。腹式呼吸は、息を吐くことに意識を向けると、上手にできます。十分に息を吐き出す際、腹筋に力を込めるようにすると、内臓や横隔膜が押し上がります。すると、吐ききったのち、自然と腹筋がゆるみます。こうなると、自然に息を深く吸い込めます。この横隔膜や腹筋の動きによって、静かで深い腹式呼吸が自然に無理なくできるのです。

腹式呼吸のしかたがよくわからない人は、あおむけの状態でヘソの下に両手を軽く起き、ゆっくり息を吐いて、そのときのおなかの動きを観察してください。横隔膜が上がっておなかが引っ込むのを感じられるでしょう。ゆっくりと呼吸をくり返すうちにコツがつかめてきます。こうなれば、起きた状態でも腹式呼吸ができるようになります。

腹式呼吸は、腸の健康増進にも最適です。横隔膜の動きが腸によい刺激となって便通がよくなりますし、腸内フローラが整って腸もれの改善にも役立ちます。

「足裏もみ」で自律神経の緊張をやわらげる

もう一つ、毛細血管を簡単に増やす方法があります。それは、**足裏もみ**です。

足裏には、抹消神経が集中する「反射区」があります。足の特定の部位を刺激することで、その部位に対応する臓器・器官に刺激が伝わります。これによって血流がよくなり、その部位の機能を活性化する効果を期待できます。また、足裏の刺激は自律神経の緊張をやわらげますし、血液やリンパ液の循環もよくなって、老廃物の排出や細胞の生まれ変わりを促進できるでしょう。これによって毛細血管の新生を期待できるのです。

私は食事に気をつけることで血糖値を正常値にコントロールできていますが、以前糖尿病になった経験があるので、足のケアを欠かしません。糖尿病になると、神経障害や動脈硬化などの合併症を起こしやすくなるからです。

いちばんよい方法は、足のマッサージのお店でプロの施術者にもんでもらうことでしょう。でも、大金がかかってしまうので、ケチな私にはもったいなくてできません。

そこで私は、いくばくかの謝礼を渡して妻に足裏もみをお願いしています。これで神経障害や動脈硬化を防げるならば、安いものです。

なお、ツボ押しのイボがたくさんついている**健康サンダルや青竹踏みを使うことも、自律神経の調整に役立てられます**。キッチンに青竹踏みを置いておき、調理のあいまに踏むようにすれば、調理をエクササイズに発展させることもできるでしょう。

「5本指ソックス」もおすすめです。これを履くと、足の指が独立することで指と指の間が刺激され、血流がよくなって足が冷えにくくなります。靴下の製造をしているタビオ株式会社では、筑波大学人間総合科学研究科・足立和隆准教授の監修のもと、5本指ソックスの冷え性改善効果を確かめる実験を行っています。結果、5本指ソックスの着用後には、一般のソックスと比較して足部の表面温度の大きな上昇が見られ、ソックスを脱いでからの足裏面温度も一般のソックスより穏やかに低下しました。指の間の刺激が血流をうながし、足部の温度の上昇に効果的に作用したと考えられます。

乳酸菌生成エキスを皮膚に塗ってみる

ここまで、毛細血管もれと腸もれを改善して、身体の内部から若々しさを築いていく方法を紹介してきました。ここまでやってからこそ、スキンケアを行うととてもうまくいきます。スキンケアには、自分の肌にあったものを選ぶとよいと思います。ただし、大事なポイントがあります。**「皮膚常在菌を殺さないもの」**であることです。

私たちの肌には、10種類以上の細菌がおよそ1000億個もすんでいます。

今、殺菌成分や除菌成分を含む薬用石けんやスキンケア剤が多く出回っています。こうしたものは使わないことです。皮膚常在菌も殺してしまうからです。彼らを殺して肌を美しく保つことはできません。

なぜなら、皮膚常在菌には、汗や皮脂をエサに増殖し、脂肪酸やグリセリンなどをつくる働きがあるからです。脂肪酸やグリセリンには、肌を弱酸性に保つ働きがあります。外からやってくる菌は、酸性の場所では生きられません。つまり、肌のバリア機能を高めてくれるのです。しかも、保湿力にも優れていて、肌をしっとりツヤツヤに保ってくれます。まさに天然の美容剤といってもよいでしょう。

多くの女性は、高価な基礎化粧品を外から塗りますが、自分の皮膚でつくられる天然の美容成分に勝るものはありません。肌にあわないとか、炎症を起こしてかゆくなるなどという心配も必要なくなります。これほど大事な脂肪酸やグリセリンを産生する皮膚常在菌を、何も考えずに排除してしまうのが、殺菌剤や除菌剤です。

近年、アトピー性皮膚炎になったり、肌荒れでガサガサになったりする人がとても多くなっています。その一因には、殺菌剤や除菌剤を含む薬用石けんやスキンケア剤、洗剤などの乱用があります。それらを使う行為は、自らの肌を傷つける行為と同義です。

そうでなくても、私たちが石けんを使うだけで、皮膚常在菌は約９割が洗い流されます。ただ、１割残っていれば、若い人ならば約12時間でもとに戻ります。一方、50歳以上の人で調べると、約20時間もかかりました。ですから、40代までの人は、「自分の肌の状態を観察しながら」という条件のもと、1日に2回までなら石けんを使ってもよいでしょう。でも、50歳以降の人は1回までにすることです。なお、ここでいう石けんとは、昔ながらの固形石けんで、殺菌も除菌もしないタイプのものです。

では、使用する石けんに殺菌や除菌作用があったらどうでしょうか。ほとんどの皮膚常在菌が排除され、弱酸性のバリアがとり除かれます。残された菌が少ないぶん、もとに戻るのが非常に遅くなります。短時間のうちに同じ石けんを再度使えば、皮膚常在菌の生態系は壊滅的なダメージを受けることになるでしょう。

「肌がガサガサする」という悩みを持つ人が大勢います。原因は「乾燥」「老化」といわれますが、本当の問題は「皮膚常在菌の生態系を壊したこと」にあるのです。

では、皮膚常在菌の生態系をとり戻すにはどうしたらよいでしょうか。

第1には、殺菌や除菌作用のある石けんをやめることです。

第2には、50歳を過ぎたら、石けんを使うのは、なるべく1日1回にすることです。

トイレに行くたびに石けんで手を洗う人がいますが、「清潔にしすぎれば、かえって不潔になる」ということを覚えておいてください。洗浄のしすぎで皮膚常在菌がつくる弱酸性のバリアが壊されると、外界に生息する菌がかえって皮膚につきやすくなります。手洗いに熱心な人ほど、風邪をひきやすいのは、このためです。

皮膚常在菌のバリアさえきちんとできていれば、手洗いは流水で約10秒のみで十分。水だけできれいに洗い流せるからです。食事の前の手洗いにも石けんは必要ありません。私も石けんを使うのは、夜、お風呂に入ったときのみです。

第3に、皮膚常在菌を大切に育むようなスキンケアをすることです。たとえば、私が使っているのは、乳酸菌生成エキスを配合したローションです。乳酸菌生成エキスとは、飲むことで腸内細菌の数を増やし、腸内フローラを善玉菌優勢にするよう開発された製品です。腸にいるどんな種類の乳酸菌にも働きかけられるよう、16種類の乳酸菌を使って豆乳を発酵・熟成させ、有効成分のみ抽出させています。この成分をスキンケア用のローションに入れることで、皮膚常在菌のバランスを整えていくことを期待できるのです。実際、私はまもなく80歳という年齢ながら、肌ツヤがよいとよくいわれます。

また、アルコールやパラベン、着色料、香料などの化学物質は、細菌にも皮膚にもダメージを与えます。ですから、これらを配合していない化粧品を選ぶことも大事です。

おわりに

「人生１００年時代」

こんなキャッチフレーズが巷にあふれるようになって、久しくなりました。

日本人の平均寿命ののびは著しく、多くの人が１００歳まで生きる時代が、もうまもなくやってくると予測されています。

しかし約１００年前には、１００歳まで生きる確率は、わずか１パーセントのみでした。先進国の平均寿命はここ１００年たらずで、急激にのびたのです。

そのことが、私たちを不安にさせています。死なないならば、生きていくしかない。でも、それが幸福な人生となかなか結びついてこないのは、なぜでしょうか。

最大の問題は、日常生活が一人でできなくなる「不健康な期間」がのびてしまうことです。日常生活が問題なく行える期間を「健康寿命」といいますが、この期間がこれからの日本ではとりわけ重要な意味を持ってきます。

なぜなら、平均寿命ののび率に対し、健康寿命ののび率は低く、少しずつ「不健康な期間」が増えてきてしまっているからです。加齢とともに、苦しくつらい期間が長くなってしまうかもしれないことに不安を覚えてしまうのです。

だからこそ、私たちは「ピンピンコロリ」という生き方にあこがれたくなるのでしょう。「ピンピン生きて、コロリと死ぬ」。どうすればこれを実現できるのでしょうか。

もっとも大切なのは、「自分の健康は自分でつくる」という気持ちを持つことです。多少の不調や持病を抱えていても、「医者が治してくれる」などと人まかせにすることなく、今日の生活からできることを一つずつ習慣にしていくことです。

一つよい習慣を持つことができると、若々しさが少しよみがえってきたことを実感できます。それが不安をやわらげます。もう一つよい習慣ができれば、体調はもっとよくなるでしょう。すると、気持ちに余裕ができ、「やってみよう」と思うことにもう一つチャレンジするメンタルが築かれます。そんな一歩一歩が大事なのだと思います。

「若々しくありたい」と思う気持ちは、「元気に人生を楽しみたい」という願いの裏返しであるはずです。その願いは、尊いものだと私は思うのです。そんな尊い生き方をするための方法が示されているのに、今日できることを「しない」という選択は、とてももったいないことです。

腸もれと毛細血管もれを改善するのは、それほど難しいことではありません。毎日の食事が、「薬」となってくれるからです。腸と毛細血管によい食事をする。これだけで人生が変わるのだとしたら、こんなに簡単なことはないと思うのです。

藤田紘一郎

アンチエイジングの切り札！

毛細血管は「腸活」で強くなる

著者 藤田紘一郎

2019年9月10日 初版発行

藤田紘一郎（ふじた こういちろう）
1939年、旧満州生まれ。東京医科歯科大学医学部卒業。東京大学医学系大学院修了。医学博士。金沢医科大学教授、長崎大学教授、東京医科歯科大学教授を経て、現在東京医科歯科大学名誉教授。専門は寄生虫学、熱帯医学、免疫学。1983年、寄生虫体内のアレルゲン発見で小泉賞を受賞。2000年、ヒトATLウィルス伝染経路などの研究で日本文化振興会・社会文化功労賞、国際文化栄誉賞受賞。主な近著に『腸をダメにする習慣、鍛える習慣』『人の命は腸が9割』『体をつくる水、壊す水』『ヤセたければ腸内「デブ菌」を減らしなさい』『腸で寿命を延ばす人、縮める人』（以上ワニ・プラス）など。

発行者 佐藤俊彦
発行所 株式会社ワニ・プラス
〒150-8482
東京都渋谷区恵比寿4-4-9 えびす大黑ビル7F
電話 03-5449-2171（編集）
発売元 株式会社ワニブックス
〒150-8482
東京都渋谷区恵比寿4-4-9 えびす大黑ビル
電話 03-5449-2711（代表）
装丁 橘田浩志（アティック）
柏原宗績
図版／DTP 平林弘子
印刷・製本所 大日本印刷株式会社

ISBN 978-4-8470-6149-3
ワニブックスHP https://www.wani.co.jp